THÈSES

PRÉSENTÉES

A LA FACULTÉ DES SCIENCES DE PARIS

POUR OBTENIR

LE GRADE DE DOCTEUR ÈS SCIENCES NATURELLES

PAR

Le Dᵉ Paul GIROD

1ʳᵉ **THÈSE** — Recherches sur la poche du noir des céphalopodes des côtes de France.

2ᵉ **THÈSE.** — Propositions données par la Faculté.

Soutenues le 29 décembre 1881 devant la Commission d'examen

MM. HÉBERT, *Président*.
DUCHARTRE,
DE LACAZE-DUTHIERS. } *Examinateurs*.

PARIS

PARIS

TYPOGRAPHIE A. HENNUYER

7, RUE DARCET

1881

ACADÉMIE DE PARIS

FACULTÉ DES SCIENCES DE PARIS

MM.

DOYEN	MILNE-EDWARDS, prof.....	Zoologie, Anatomie, Physiologie comparée.
PROFESSEURS HONORAIRES..	DUMAS. PASTEUR.	
	P. DESAINS................	Physique.
	LIOUVILLE	Mécanique rationnelle.
	PUISEUX.....	Astronomie.
	HÉBERT........	Géologie.
	DUCHARTRE	Botanique.
	JAMIN	Physique.
	SERRET.................	Calcul différentiel et intégral.
	DE LACAZE-DUTHIERS	Zoologie, Anatomie, Physiologie comparée.
	BERT.. .... ,....	Physiologie.
PROFESSEURS.	HERMITE	Algèbre supérieure.
	BRIOT...	Calcul des probabilités, Physique mathématique.
	BOUQUET................	Mécanique physique et expérimentale.
	TROOST..	Chimie.
	WURTZ..................	Chimie organique.
	FRIEDEL	Minéralogie.
	O. BONNET.........	Astronomie.
	DARBOUX................	Géométrie supérieure.
	N.........	Chimie.
AGRÉGÉS.....	BERTRAND... .... J. VIEILLE...............	Sciences mathématiques.
	PELIGOT................	Sciences physiques.
SECRÉTAIRE..	PHILIPPON.	

A M. H. DE LACAZE-DUTHIERS

OFFICIER DE LA LÉGION D'HONNEUR
MEMBRE DE L'INSTITUT DE FRANCE, PROFESSEUR DE ZOOLOGIE ET D'ANATOMIE
COMPARÉE A LA SORBONNE.

CHER ET HONORÉ MAÎTRE,

Vous m'avez accueilli et dirigé dans vos laboratoires avec le plus grande bienveillance. Vous avez été mon guide sur la grève de Roscoff et sur les côtes de la Méditerranée, m'apprenant à recueillir, à étudier les animaux et m'enseignant la méthode qui doit présider aux observations zoologiques.

Partout, vous m'avez prodigué vos savants conseils, votre sympathique appui et vos encouragements si précieux.

Aujourd'hui, vous voulez bien me permettre de vous dédier le résultat de mes premières recherches. Veuillez le recevoir comme un bien faible témoignage de la profonde gratitude et du dévouement sans bornes de votre très-reconnaissant élève.

PAUL GIROD.

RECHERCHES

SUR LA POCHE DU NOIR

DES CÉPHALOPODES DES CÔTES DE FRANCE

PAR LE Dr PAUL GIROD.

INTRODUCTION.

I

Chez tous les Céphalopodes dibranchiaux, on trouve, sur la ligne médiane, à égale distance des deux branchies, une masse noire, piriforme, plus ou moins allongée, accolée au rectum et présentant avec le foie des rapports étroits. Cet organe, désigné sous les noms de *Bourse*, *Vésicule*, *Poche*, *Vessie*, *Sac du Noir* ou de *l'Encre*, est caractéristique des animaux qui le possèdent et leur a valu dans le vulgaire les noms de *Poissons à encre* (*Inkfish*, *Tintenfisch*) et de *Calmars*[1].

Cet organe, que je désignerai plus volontiers par le nom de *Poche du Noir*, sécrète le liquide bien connu sous le nom d'*Encre de Seiche*, d'où l'on retire la couleur *Sépia*. Sa coloration d'un noir intense le fait ressortir au milieu des tissus pâles du Céphalopode, et c'est la première chose qui frappe au moment où l'on ouvre un de ces animaux.

---

[1] Ce nom de *calmar* dérive par corruption de *calamarium*, qui a donné *calamar* en vieux français; il indique la ressemblance de l'animal avec les encriers portatifs qui contenaient la plume et l'encre (CŒLIUS, *Lectiones antiquæ*, p. 24. 28).

1

Cet organe si visible, si particulier, a dû de tout temps exciter la curiosité des naturalistes. Aristote lui consacre de nombreux passages de ses livres d'histoire naturelle et lui fait une large part dans son anatomie de la Seiche. Depuis lors, tous les auteurs qui se sont occupés des Céphalopodes ont au moins mentionné la *Poche du Noir*. Il semble donc que cet organe doit avoir été décrit dans ses plus minutieux détails. Or, lorsque l'on passe en revue les nombreux mémoires qui se rapportent aux Céphalopodes, on trouve soit des monographies spéciales, soit des descriptions d'espèces, et rares sont les ouvrages qui ont eu pour but plus spécial l'étude des organes pris en particulier. Aussi, malgré le nombre des travaux sur l'organisation du Céphalopode, la *Poche du Noir* est loin d'être bien connue.

Si l'anatomie ne laisse que peu de faits à signaler, la structure et la texture de l'organe n'ont été qu'imparfaitement observées; l'étude embryogénique et morphologique n'a été qu'ébauchée, la partie physiologique est restée très incomplète. Combler les diverses lacunes que je viens de mentionner, tel est le but que je me uis proposé dans ce travail et que je me suis efforcé d'atteindre.

II

De nombreuses conditions à réaliser s'imposaient pour mener à bonne fin mon travail. J'avais besoin d'espèces différentes et de nombreux individus de chaque espèce; d'appareils de pisciculture traversés sans cesse par un courant d'eau de mer pour assurer aux œufs les meilleures conditions de développement; de vastes aquariums pour les animaux vivants nécessaires aux expériences physiologiques et aux recherches histologiques.

Le laboratoire de Roscoff m'a présenté tous ces avantages. Qu'il me soit permis d'exprimer ici toute ma reconnaissance à mon maître, M. H. de Lacaze-Duthiers, dont la bienveillante protection et les savants conseils m'ont été si précieux.

J'ai passé à Roscoff deux étés successifs (1880-1881), profitant des immenses ressources qui m'étaient offertes avec tant de générosité et recevant de M. le docteur Delage le plus cordial et le plus sympathique accueil.

Durant l'hiver, grâce à la recommandation puissante de mon maître, j'ai pu me rendre sur les bords de la Méditerranée. Le laboratoire des Pyrénées-Orientales, que l'activité sans bornes et l'opiniâtreté inébranlable de M. de Lacaze-Duthiers vient de fonder, n'était encore qu'à l'état de projet ; mais je reçus au départ une caisse précieuse, véritable laboratoire portatif qui contient tout ce qu'un zoologiste peut désirer au bord de la mer. De cette façon, j'ai pu, tant au laboratoire de Roscoff qu'à Port-Vendres, Banyuls et Collioure, profiter des instruments et des appareils nécessaires à mes recherches.

III

Le Céphalopode le plus commun à Roscoff est le Poulpe (*Octopus vulgaris*, Lamarck). Il arrive avec les premières chaleurs de juin et quitte la grève en octobre avec les pluies abondantes. Pendant cette longue période, le Poulpe établit sa retraite sous les morceaux de granit plus ou moins volumineux qui couvrent la grève. C'est là qu'à marée basse on peut s'en emparer. Tapi sous le rocher qui lui sert de retraite, il atteint, grâce à ses longs bras déliés et flexibles, les Crabes ou les Mollusques qui passent à sa portée. L'animal saisi est bientôt environné par les huit bras couverts de ventouses qui se replient autour de lui et l'enferment dans l'entonnoir extensible qui couronne la tête. La carapace du Crabe ou la coquille du Mollusque sont bientôt rejetées et le Poulpe pousse au dehors de son trou ces témoins de ses captures et de ses repas. La respiration de cet animal est très active, on dirait un homme essoufflé, et chaque mouvement respiratoire amène la sortie par l'entonnoir d'un jet d'eau assez violent. Ce jet projette au loin les petits cailloux, les grains de sable du voisinage, et imprime à l'eau environnante une vibration particulière.

Ces quelques observations permettent à un œil exercé de reconnaître même de fort loin la présence du Poulpe. Le cordon de débris de carapaces et de coquilles, la propreté du trou, le mouvement de l'eau signalent le refuge de l'animal. Il faut alors retourner la pierre ou se servir d'un croc aigu pour s'emparer du Poulpe : la première méthode peut seule convenir au naturaliste ; la seconde est mise en usage par les pêcheurs, qui se servent de la chair comme

appât. Au moment où l'on soulève la pierre, le Poulpe saisit avec
ses ventouses les objets les plus voisins ; puis il porte ses bras en
dehors, enfermant son corps dans cette carapace improvisée de cailloux et de débris de rocher; un jet d'encre trouble l'eau qui l'environne. Le Poulpe vit fort bien dans les aquariums, à la condition d'un
renouvellement d'eau bien réglé ; un siphon calculé pour amener
deux fois par jour l'épuisement complet de l'eau de la cuve à paroi
de glace, simule la marée et est très utile pour assurer aux animaux
les meilleures conditions de vie.

  Un autre Octopode a été rencontré une seule fois par un des
marins du laboratoire ; il nageait dans une flaque d'eau à l'ouest de
l'île Verte. Il se rapporte à l'*Eledon cirrhosus* (d'Orbigny).

  Si les Eledones sont rares à Roscoff, il n'en est pas de même sur
les côtes de la Méditerranée, où l'*E. moschatus* (Leach) abonde à
quelque distance de la côte.

  Les pêcheurs de Collioure et de Banyuls me l'apportaient en quantités considérables. Ils le prenaient avec une sorte de vaste drague
traînée par deux bateaux (pêche particulière qu'ils nomment *le
bœuf*). Les Eledones paraissent vivre en bandes nombreuses, con-
trairement au Poulpe, qui vit solitaire.

  La Seiche (*Sepia officinalis*, Linné) se rencontre fréquemment
dans les herbiers situés à quelque distance du laboratoire ; on peut
alors la prendre à la main. Elle apparaît en juillet et se rencontre
jusqu'en octobre. Les marins du laboratoire, dont le zèle et la connaissance parfaite de l'habitat des animaux sont si précieux aux
travailleurs, peuplaient mes aquariums de Seiches, qu'ils prenaient
en grand nombre à Pempoul avec un filet particulier : *la senne*. J'ai
assisté à Collioure en février-mars à une pêche curieuse de cet animal. Au temps de la fécondation, la femelle nage pendant la nuit à
la surface de la mer, émettant une lueur phosphorescente assez
intense ; les mâles à l'affût sur les rochers du fond se précipitent
comme des traits lumineux sur la femelle, qu'ils entourent de leurs
bras. Une femelle vivante retenue à la barque par une petite corde
devient ainsi un excellent appât ; mais, lorsque la femelle manque,
les pêcheurs de la côte mettent à profit cet instinct particulier. Un
morceau de bois, rappelant grossièrement la forme d'une Seiche, est
incrusté de petits miroirs. Ce petit appareil est relié à une barque
par un morceau de corde ; la flamme d'une torche se reflète dans

les miroirs. C'est par une nuit sans lune que cette Seiche factice est traînée à la surface de l'eau. Les mâles trompés s'élancent sur l'objet de leurs désirs; mais, au moment où ils s'aperçoivent de leur erreur, ils sont déjà enveloppés dans les petits filets que les pêcheurs manient avec tant d'adresse. On peut prendre ainsi de cinquante à cent mâles dans une soirée.

Une autre Seiche plus petite (*Sepia elegans*, d'Orb.) est très commune sur la Méditerranée; elle était prise en grand nombre avec l'*Eledon moschatus* à la pêche au bœuf (janvier-avril).

Un des Céphalopodes les plus curieux que l'on rencontre aux environs du laboratoire de Roscoff est la Sépiole (*Sepiola Rondeletii*, Gesner, et quelques exemplaires de *Sepiola Atlantica*, d'Orbigny). C'est sur les plages de sable de l'île de Batz ou de Pempoul que l'on peut à marée basse chasser cette charmante petite miniature. Il faut une eau calme, transparente et limpide, et un soleil vif et chaud. Dans ces conditions, on voit sur le sable de petits animaux présentant exactement la couleur du fond et qui fuient à reculons pour échapper au petit filet de mousseline qui les poursuit. L'œil ne pourrait les suivre si le soleil ne projetait leur ombre sur le fond clair du sable. Dans leur fuite, ils lancent souvent de petits jets d'encre et s'enfoncent rapidement dans le sable, se recouvrant de grains ténus à l'aide de leurs deux longs bras rétractiles. C'est de juillet à octobre qu'il faut se livrer à cette chasse. Les pêcheurs nous ont souvent apporté à Collioure la *Sepiola Rondeletii*, qu'ils prenaient dans leurs dragues avec la *Sepia elegans*, pendant les mois de février et mars.

Le grand Calmar (*Loligo vulgaris*, Lamarck) se rencontre jusque dans le port de Roscoff (juillet-décembre). C'est au mois d'octobre qu'il est le plus abondant et peut être pêché dans le chenal de l'île de Batz. Un poisson mort attaché à une corde sert d'appât. Le Calmar se précipite et saisit la proie. Un croc à quatre bras en hameçon sert à s'emparer du Calmar, qui lance son encre et se débat avec rage. Sur les côtes de la Méditerranée, le *Loligo vulgaris* se prend en grand nombre à la pêche au bœuf avec une espèce plus petite, le *Loligo subulata* (Lamarck). Cette dernière espèce a été prise une seule fois à Roscoff, dans l'herbier au-dessous du laboratoire.

La pêche à la drague sur les côtes de la Méditerranée fournit encore les *Ommastrephes sagittatus* (d'Orbigny), qui sont très communs dans la région que nous avons visitée.

Je termine ici ces quelques observations préliminaires sur les animaux qui ont servi à mes recherches, et je commence l'étude de la poche du noir par l'anatomie de l'organe.

ANATOMIE

CONFORMATION EXTÉRIEURE.

Historique. — C'est en parcourant les nombreuses monographies faites sur les Céphalopodes, que l'on peut recueillir un ensemble de faits acquis sur l'anatomie de la Poche du Noir. Or, lorsque l'on a réuni ces notions éparses et disséminées, on est étonné de ne trouver qu'une étude vague et indécise de l'organe, de ses rapports, de la disposition de ses parties.

Aristote le premier s'occupa de la Poche du Noir, il en fit une description dans son *Histoire des animaux;* voici la traduction de ce passage : « Les Céphalopodes possèdent une grosse masse (foie), sur laquelle est appliqué le noir. C'est chez la Seiche que le noir est en plus grande quantité et présente le plus de développement. Tous possèdent le noir, mais la Seiche est particulièrement favorisée. La masse (foie) est située au-dessous du bulbe buccal ; le tube digestif, d'abord appliqué à sa face postérieure qu'il traverse, se recourbe en avant en un intestin terminal. C'est au-dessous de ce dernier qu'est le noir. Une membrane commune enveloppe l'intestin et le noir, et l'ouverture anale sert en même temps à la défécation et à l'émission du noir [1]. » — Des figures complétaient cette description.

Depuis ce grand naturaliste de l'antiquité, il faut arriver jusqu'en 1737 pour trouver de nouveau une description anatomique sérieuse. A cette époque, Swammerdam donna, dans ses *Biblia naturæ* [2], une anatomie de la *Sepia officinalis.*

En 1745, Needham [3] reprit cette étude et y joignit une courte monographie du *Loligo vulgaris.*

[1] *Aristotelis Historia animalium*, liv. IV, cap. I, 11, editionis stereotypæ C. Tauchnitianæ nova impressio. Lipsiæ, 1869.

[2] SWAMMERDAM, *Biblia naturæ*, p. 876-902, pl. L-LII. Leyden, 1737. Outleding, van de Spaansche Zeekat.

[3] T. NEEDHAM, *Nouvelles découvertes faites au microscope*, p. 21-67, pl. I-IV. Leyde, 1747 (édition anglaise originale, 1745).

Schneider[1], en 1784, réunit dans un travail d'ensemble tout ce que l'on connaissait sur la Seiche commune depuis Aristote. Il donna ainsi une description assez exacte de l'anatomie de l'animal.

En 1785, Monro[2] étudia l *Ommastrephes sagittatus*.

C'est en 1817 que parut le grand mémoire de Cuvier sur les Céphalopodes[3]. Son anatomie du Poulpe, qui dépassait en étendue tout ce que l'on avait écrit jusque-là, est particulièrement intéressante. Voici les principaux passages qui se rapportent à l'anatomie de la Poche du Noir : « Le corps qui produit et contient l'encre est comme enchâssé dans le foie. Les membranes propres de ces deux viscères sont collées l'une à l'autre par une cellulosité rare. Son canal excréteur, après être sorti du foie, aboutit à la même ouverture que l'anus. » — Dans la Seiche : « La bourse du noir n'est point enchâssée dans le foie ; au contraire, elle est située assez avant dans l'abdomen, au-devant du testicule et de l'ovaire. Elle est beaucoup plus grande à proportion que dans le Poulpe ; son canal excréteur, beaucoup plus large, marche entre les deux cavités pulmonaires et devant le rectum, où il se décharge près de l'anus. » — « Les principales différences des Calmars se marquent dans la position de leur bourse au noir, laquelle est suspendue devant le foie, mais non enchâssée dans son intérieur. »

En 1826, parurent l'article de de Blainville sur le Poulpe[4] et le mémoire de Poli sur l'Argonaute[5].

Les mémoires de Delle Chiaje[6] ajoutèrent peu aux recherches de Cuvier.

En 1833, Brandt et Ratzeburg[7] complétèrent l'anatomie de la Seiche.

---

[1] I.-G. Schneider, *Sammlung vermischter Abhandlungen zur Aufklärung der Zoologie*, etc. Berlin, 1784.

[2] Alex. Monro, *The Structure and Physiology of Fishes*, p. 62, pl. XLI-XLII. Edinburg, 1785.

[3] Cuvier, *Mémoires pour servir à l'histoire et à l'anatomie des Mollusques*. Paris, 1817.

[4] De Blainville, article Poulpe, dans *Dictionnaire des sciences naturelles*, t. XLIII, p. 170-214. Paris, 1826.

[5] Xavier Poli, *Testacea utriusque Siciliæ*, p. 1-35, pl. XL-XLIII, édit. Delle Chiaje. Parma, 1826.

[6] Delle Chiaje, *Memorie sulla storia e notomia degli animali senza vertebre del regno di Napoli*, vol. IV Napoli, 1829.

[7] Brandt et Ratzeburg, *Medizinische Zoologie*, p. 298-318, pl. XXXI-XXXII. 1833.

En 1835, Grant[1] fit l'anatomie de la *Sépiole*.

En 1836, parurent l'*Anatomie comparée* de Delle Chiaje[2] et l'article *Cephalopoda* d'Owen dans le *Tood Cyclopædia*[3].

En 1842, Peters[4] reprit l'anatomie de la *Sépiole*.

L'*Histoire naturelle des Céphalopodes acétabulifères* de Ferussac et d'Orbigny[5] était terminée en 1845. *Les Mollusques méditerranéens* de J.-B. Verany[6] commencèrent en 1847.

En 1848, Th. von Siebold[7] résuma les connaissances acquises sur la poche à encre dans son *Traité d'anatomie comparée* : « Un organe généralement répandu chez les Céphalopodes est la bourse du noir. Elle est ordinairement piriforme, située sur la ligne médiane de l'abdomen et souvent enveloppée d'une couche péritonéale à reflets argentins. Son sommet est dirigé en avant et en haut dans la direction de l'entonnoir. Cet organe est allongé chez les espèces dont le corps l'est lui-même, et large chez celles dont le corps est court. Le conduit excréteur de cette poche côtoie toujours le rectum pendant quelque temps et se termine immédiatement derrière l'anus ou se jette avant ce dernier dans le rectum. »

A partir de cette époque, l'anatomie des Céphalopodes reste stationnaire ; les livres généraux répètent les notions résumées par Siebold sur la Poche du Noir. Dès lors, l'étude de l'histologie, du développement et de la physiologie de ces animaux absorbe l'attention des naturalistes. A peine pourrions-nous mentionner quelques descriptions rapides d'animaux rares ou nouveaux. Nous ne citerons que les dernières recherches de M. Vigelius sur le *Thysanoteuthis rhombus*[8].

La Poche du Noir, dont je viens d'esquisser à grands traits l'his-

---

[1] R. GRANT, *Transact. Zool. Soc. London*, 1, 1835. *On the Anatomy of Sepiola vulgaris*, p. 77-86, 1 planche.

[2] DELLE CHIAJE, *Instituzioni di Anatomia comparata*, 2ᵉ édit. Napoli, 1836.

[3] R. OWEN, *Tood Cyclopædia of Anat. and Physiology*, art. CEPHALOPODA, 1836.

[4] PETERS, *Müller's Archiv*, 1842, p. 329, pl. XVI.

[5] FERUSSAC et D'ORBIGNY, *Histoire naturelle gén. et part. des Céphalopodes acétabulifères*. Paris, 1835-1845.

[6] J.-B. VERANY, *Mollusques méditerranéens observés, décrits et figurés*, etc., 1ʳᵉ partie, *Céphalopodes de la Méditerranée*. Gênes, 1847-1851.

[7] SIEBOLD et STANNIUS, *Anatomie comparée*, trad. de Spring et Lacordaire, t. II, p. 393, 1848.

[8] W.-J. VIGELIUS, *Untersuchungen an Thysanoteuthis Rhombus*. *Mittheilungen aus der Zoologischen Station zu Neapel*. II Band, 2 Heft, 1881.

toire anatomique, est très facile à reconnaître dans les différentes espèces de Céphalopodes. L'animal étant fixé sur le dos, il suffit d'inciser le repli cutané qui forme le sac et de rejeter latéralement les deux lambeaux. On aperçoit alors la masse foncée, piriforme, située sur la ligne médiane et présentant partout une position à peu près analogue. Mais la forme, les rapports, les différents caractères de l'organe varient non seulement avec les espèces distinctes, mais souvent même avec le sexe. Aussi devrons-nous dans nos descriptions insister sur ces particularités diverses et poursuivre les modifications que subit l'organe dans les différentes espèces que j'ai pu me procurer.

Les Céphalopodes recueillis tant à Roscoff que sur les côtes de la Méditerranée peuvent se grouper, au point de vue de l'étude anatomique de la poche, autour de quatre types qui représentent des divisions nettement tranchées parmi les Céphalopodes dibranchiaux; ce sont : la Seiche, le Calmar, la Sépiole et le Poulpe. Étudier successivement les dispositions fondamentales de la poche dans ces types et montrer les différences secondaires que présentent les espèces qui viennent se grouper autour de chacun d'eux, tel est le plan que je vais suivre dans les descriptions anatomiques[1].

Sepia officinalis. — Lorsqu'on a pratiqué l'incision médiane du sac et de l'entonnoir, on tombe sur une membrane épaisse qui, incisée à son tour, laisse voir la poche que sa teinte suffit à faire reconnaître.

Elle présente une *coloration* noire aux reflets métalliques argentés et dorés. Ces reflets, qui varient avec les diverses incidences de lumière, sont répandus à peu près également sur toute la face antérieure; ils s'affaiblissent sur les côtés et se réduisent considérablement à la face postérieure, où cependant ils persistent, surtout chez certains individus. Sur le fond brillant se détachent de nombreux sillons noirs déliés, opaques, se réunissant de manière à constituer des arborescences, dont les divers troncs convergent à la face antérieure vers la région moyenne, et à la face postérieure vers un point situé à l'union du tiers inférieur et du tiers moyen. Ces ramifications

_____

[1] Dans toutes les descriptions, je place le Céphalopode dans la position indiquée par M. de Lacaze-Duthiers pour faciliter les comparaisons morphologiques : la bouche en haut et la face qui porte le repli cutané du sac respiratoire en avant (face antérieure, face ventrale).

appartiennent au système vasculaire, comme nous le verrons plus
tard.

Dans l'animal qui nous occupe, la *forme* est celle d'un cône, dont
la base se terminerait par une demi-sphère saillante. Cette base
arrondie occupe la région inférieure du sac, tandis que le sommet
regarde directement en haut.

A l'union du tiers inférieur et des deux tiers supérieurs, il se produit un changement de calibre assez brusque qui modifie légèrement la forme conique régulière et donne à l'ensemble un aspect
pyriforme allongé.

Cette configuration spéciale permet de considérer deux parties :
une inférieure dilatée, arrondie, que j'appellerai le *corps de la
Poche* ; une supérieure effilée, allongée, qui sera le *conduit du Noir*.

Cette forme que nous venons de décrire ne se montre nettement
que lorsqu'on a séparé la poche des organes voisins. Ainsi, chez le
mâle, on se contentera d'inciser la membrane commune qui forme
le revêtement abdominal, tandis que chez la femelle il faudra séparer et détourner les glandes nidamentaires propres et accessoires.

La *longueur* de la poche, mesurée de l'ouverture extérieure à la
base du corps, est, chez les animaux adultes et de taille moyenne, de
10 à 12 centimètres. Quant à la *largeur*, le plus grand diamètre du
corps atteint 3 à 4 centimètres, le diamètre moyen du canal varie
entre 8 et 15 millimètres. La *capacité* peut être évaluée de 20 à 30
centimètres cubes, en tenant compte des saillies et protubérances
que présente la cavité interne. La présence de ces saillies ne me
permettait pas d'assimiler la poche ou plutôt ses diverses parties à
des corps géométriques réguliers, et j'ai dû recourir à la measura-
tion directe de la capacité. A cet effet, la poche était débarrassée
de son encre, puis lavée et remplie d'eau ; une légère pression, exercée sur le jet de liquide introduit, permettait de rendre à la poche sa
forme première. L'eau contenue était mesurée ensuite directement.

Ces différents chiffres montrent que dans ses diverses dimensions
la poche est considérable, par rapport à la longueur de l'animal qui
la porte. Nous verrons bientôt, en effet, que chez les autres Céphalopodes qui la possèdent la poche est réduite à des dimensions beaucoup moins élevées.

La *direction* de la poche est légèrement oblique, de telle sorte que,
son extrémité supérieure restant sur la ligne médiane, sa base se

porte sur la droite et s'étend un peu plus sur cette face que sur celle de gauche. Chez quelques individus, la poche est située sur la ligne médiane dans toute sa longueur. Du reste, à l'état de vacuité, l'organe se rapproche de cette dernière position pour se porter à droite à mesure que la sécrétion s'accumule dans son intérieur.

Rapports. — L'extrême longueur de la poche la met en rapport avec tous les organes qui forment la face antérieure du Céphalopode dans la hauteur du sac. Or, cette face antérieure comprend une série d'étages successifs qui supportent l'organe sécréteur du noir. L'étage inférieur est formé par la *région génitale* ; puis, en montant vers l'entonnoir, nous trouvons successivement une *région digestive* (*estomac, estomac spiral, intestins, prolongements pancréatiques*), une *région urinaire*, et enfin une *région hépatique* constituée par les deux *masses hépatiques*, supportant la *grande veine*, les deux *nerfs viscéraux* et le *rectum*. La région urinaire mérite une description plus complète : elle a la forme d'un triangle allongé dont un des côtés forme une base inférieure. Cette base s'étend entre les deux branchies et relie leur partie inférieure adhérente, répondant par sa partie médiane au ventricule du cœur. Le sommet supérieur est tronqué, il forme une concavité supérieure dont les deux extrémités portent les *papilles urinaires*. Les deux côtés latéraux du triangle sont côtoyés par les *nerfs viscéraux*, qui donnent chacun un ganglion à la base des branchies et se recourbent sur le bord adhérent de ces organes. Ces deux nerfs sont, à la hauteur même des papilles urinaires, reliés par un arc anastomotique qui passe en arrière d'elles. Ce triangle est traversé par les *veines caves* couvertes de leurs *corps fongiformes* et par les *canaux biliaires* chargés des *appendices pancréatiques*.

La disposition des régions, qui forment pour ainsi dire le lit de la poche, est identique dans les deux sexes, et par conséquent les rapports de la face postérieure de l'organe sont ainsi précisés, mais ceux de la face antérieure présentent des différences marquées. Dans les deux sexes, la poche est recouverte par le tégument qui tapisse la masse viscérale ; il est ici peu épais, dépourvu de chromatophores, et à reflets métalliques très vifs. Chez la femelle, un appareil glandulaire particulier vient se placer sur la face antérieure de la poche recouvrant la partie supérieure de la région urinaire et la base de la région hépatique. Ce sont d'abord deux grosses masses oviformes, blanches, à stries pectinées, à ouvertures extérieures saillantes, qui sont connues sous le nom de *glandes nidamentaires* ;

puis une masse trilobée, parsemée de taches d'un beau rouge, et que l'on nomme *glande nidamentaire accessoire*.

Dans la région hépatique, la poche rétrécie s'accole au rectum, qu'elle recouvre d'abord, puis qu'elle côtoie à droite, pour se porter ensuite en arrière en atteignant l'orifice anal. En ce point on observe un premier rétrécissement, une dilatation ampullaire, puis un second rétrécissement. Le canal a changé brusquement de direction pour perforer la paroi du rectum.

L'ouverture du canal sur cette paroi se fait au sommet d'une petite éminence saillante dans l'intérieur de l'anus. Ce mamelon est situé sur la face postérieure de la paroi, à 4 millimètres au-dessous du bord de l'orifice anal. Il a lui-même 4 millimètres de diamètre et est perforé à son sommet du petit orifice du canal du noir. Il est vaguement lobé et se perd insensiblement en se prolongeant avec les replis valvulaires qui couvrent la paroi rectale. Au-delà du mamelon, l'anus ne tarde pas à s'ouvrir à l'extérieur en se divisant en quatre parties : deux lèvres, l'une antérieure, l'autre postérieure, et deux languettes latérales. Un petit pont musculaire environne cette portion terminale.

Tel est l'ensemble des dispositions anatomiques de la Poche du Noir chez la *Sepia officinalis*.

J'ai eu l'occasion d'observer à Port-Vendres la *Sepia elegans*, espèce beaucoup plus petite. Les résultats obtenus dans mes dissections sont si voisins de ceux que je viens d'exposer, que je ne crois pas devoir insister ici sur la disposition chez cet animal. Le seul point à signaler est la longueur de la poche, qui est réduite à 25 ou 30 millimètres.

Loligo vulgaris. — Chez le Calmar la poche est aussi reconnaissable que chez la Seiche ; la teinte noire avec ses reflets argentés verdâtres caractérise nettement l'organe, qui se dessine au-dessous du rectum. De nombreuses arborisations noires, opaques, se détachent comme chez la Seiche sur le fond brillant.

La poche présente chez le Calmar un développement beaucoup moins considérable que chez la Seiche ; sa forme est plus franchement conique, et il est difficile de donner une limite à un corps et à un canal distincts ; le calibre se rétrécissant, mais insensiblement.

La *longueur* de la poche varie entre 40 et 55 millimètres chez les individus adultes, le plus grand diamètre est de 8 à 12 millimètres : la *capacité* moyenne prise par le procédé indiqué pour la Seiche est de 4 centimètres cubes. La poche représente comme capacité environ la huitième partie de celle de la Seiche.

Le grand axe de la poche est situé sur la ligne médiane et en suit la direction.

Le Calmar est en quelque sorte une Seiche dont la région génitale a été passée à la filière. Cette région, accompagnée par le grand cul-de-sac stomacal, s'est allongée pour remplir la pointe du cornet formé par le manteau. Mais les autres régions ont conservé leurs rapports et leur étendue réciproques, et présentent des dispositions très semblables à celles observées chez la Seiche.

Ici la poche n'a plus aucun rapport avec la *région génitale*, elle ne recouvre que les *régions urinaire* et *hépatique*.

De cette façon, le fond de la poche ou le corps repose sur la région urinaire. Chez le Calmar le triangle isocèle limité par les nerfs viscéraux, les branchies et les papilles urinaires présente la même disposition que chez la Seiche ; de même un filet anastomotique relie en ce point les deux nerfs viscéraux ; les rapports en ce point sont donc identiques à ceux que nous avons décrits pour la face postérieure.

La face antérieure présente des rapports différents suivant les sexes. En effet, chez le Calmar, les *glandes nidamentaires propres* présentent un développement considérable, et leurs masses allongées, ovoïdes, couvrent les deux régions urinaire et hépatique. La poche est donc chez la femelle recouverte par ces grosses glandes. Chez le mâle, la membrane commune limite seule la région. Les *glandes nidamentaires accessoires* sont très réduites ; elles forment deux petites masses aplaties tachetées de rouge-vermillon, et sont accolées à la partie inférieure de la poche qu'elles semblent soutenir à la façon de coussinets.

Dans la *région hépatique*, la poche est recouverte par le rectum et recouvre la grande veine et les nerfs viscéraux.

Enfin, dans sa région terminale, la poche rétrécit son calibre et s'ouvre dans l'anus à 3 millimètres au-dessous de l'orifice, au sommet d'une papille saillante très analogue à celle que nous avons décrite chez la Seiche.

L'*Ommastrephes sagittatus* se rattache au type que nous venons de décrire. Chez les individus que j'ai eus en ma possession, la poche atteignait de 25 à 30 millimètres. Chez un individu exceptionnel qui fut pris à Port-Vendres pendant mon séjour, elle atteignait 15 centimètres. La forme, la direction, les rapports sont identiques à ceux que nous venons de décrire chez le Calmar, la terminaison se fait de même sur une papille rectale saillante. Dans les deux espèces, l'ouverture anale présente aussi deux lèvres antérieure et postérieure et deux languettes latérales étalées en lames aplaties.

Le *Loligo subulata* s'éloigne un peu plus du *Loligo vulgaris* pour la forme de la poche, dont le corps est plus globuleux et le canal plus nettement distinct. La longueur de l'organe est ici de 10 à 15 millimètres : ses rapports sont identiques.

Sepiola Rondeletii. — La poche du noir de la Sépiole est tout à fait intéressante à étudier. En effet, elle peut présenter deux formes essentiellement distinctes : elle peut être simple ou trilobée.

Dans le premier cas, elle se rapproche beaucoup pour la forme de celle du *Loligo subulata*. Une masse arrondie forme son corps et donne insertion à un canal délié qui va s'élargissant pour se confondre avec la masse intérieure. L'aspect piriforme est des plus nets.

La forme trilobée a surtout frappé les observateurs. La figure de Delle Chiaje montre fort bien ses deux lobes latéraux attachés à un lobe central. C'est ainsi, en effet, qu'apparaît la poche lorsque l'on écarte le manteau incisé sur la ligne médiane : Une masse ayant la figure d'un rectangle à bords plus ou moins courbes forme le centre. Cette masse présente une face antérieure plane et une face postérieure qui se prolonge en bas, de manière à constituer une sorte de lobule médian peu saillant. Du bord supérieur part le canal de la poche; quant aux bords latéraux, ils se confondent avec les lobes situés de chaque côté (fig. 1).

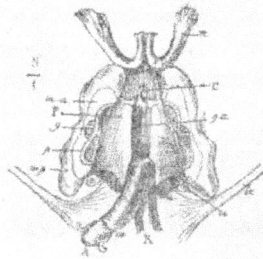

FIG. 1. — P, masse centrale de la poche; g, prolongements latéraux; c, canal du noir; co, point où il s'ouvre dans l'anus A; R, rectum rejeté pour montrer la gouttière antérieure. ou, ou, ouvertures des sacs urinaires; br, base des branchies. Pour toutes les autres lettres, voir fig. 3.

Ces lobes latéraux examinés sur un animal frais paraissent limités par une membrane transparente; ils constituent deux petits cylin-

dres à extrémités arrondies qui sont plus allongés que la masse centrale elle-même. Ils dépassent d'un millimètre environ les bords
supérieur et inférieur de la poche proprement dite. La transparence de leur enveloppe permet de constater à leur intérieur des
détails sur lesquels nous aurons à revenir plus tard.

La masse centrale a ordinairement 4 millimètres de hauteur, les
lobes latéraux en ont 6 (fig. 1, P).

Les naturalistes qui se sont occupés de la Sépiole ont mentionné
cette curieuse disposition. Grant[1] ne semble avoir connu que cet
état particulier de développement. Cette erreur s'explique facilement. C'est en effet au moment de la reproduction que la poche de
la Sépiole prend ce développement extraordinaire. Or, c'est à cette
époque que la Sépiole quitte la haute mer pour gagner les plages de
sable échauffées par le soleil (août-septembre, *Roscoff*, — février-
mars, *Port-Vendres*, *Banyuls*). C'est à ce moment seulement que le
naturaliste, qui ne possède pas les moyens de porter au large ses
engins de pêche, peut prendre au filet ce petit Céphalopode. Aussitôt que la fécondation est faite, les Sépioles gagnent de nouveau la
haute mer, d'où la drague ou le filet peuvent les ramener. Dans ces
circonstances, la poche est simple, piriforme. Ces observations ont
porté sur un grand nombre d'exemplaires des deux sexes, et m'ont
permis de constater que la différence des sexes n'a aucune influence sur le développement particulier de la poche.

Le corps de la poche, qu'il soit simple ou trilobé, est appliqué sur
le foie, dont il est séparé par la grande veine et les nerfs viscéraux. Le
rectum passe au-devant de cette partie, s'appliquant sur la face antérieure, où il imprime un sillon très appréciable. Chez la femelle,
les glandes nidamentaires propres et accessoires occupent un plan
plus inférieur.

Le canal fait suite au corps lorsque la poche est simple; il part du
lobe moyen lorsqu'elle est trilobée. Ce conduit, extrêmement petit,
s'applique sur la face postérieure du rectum, et ne tarde pas à perforer sa paroi pour gagner sa cavité intérieure. Il s'ouvre sur une
petite papille saillante. A ce niveau, le rectum se dilate légèrement
et se découpe en deux lèvres et deux languettes latérales qui sur-
montent l'orifice anal (fig. 1 A, et fig. 5, I, A).

La *Sepiola Atlantica*, qui diffère surtout de la précédente par les

_____

[1] GRANT, *Transact. of the Zoo. Societ.*, I, p. 82.

deux ordres de cupules dont les bras sont armés et qui se rencontre
à Roscoff en même temps que la *Sepiola Rondeletii*, ne m'a pas présenté pour l'anatomie de la poche de caractères particuliers et né-
cessitant une description nouvelle. Un exemplaire ramené à la
drague avait la poche simple, les autres individus que nous avons eus
en notre possession avaient tous la poche trilobée.

Octopus vulgaris. — La poche à encre des Octopodes s'oppose nettement à celle des Décapodes par ses petites dimensions, sa forme
et surtout par ses rapports. En étudiant la structure de l'organe,
nous trouverons de même chez ces animaux des différences fondamentales.

Pour mettre à découvert la poche chez l'*Octopus vulgaris*, il faut,
après avoir écarté le rectum, ouvrir la capsule commune qui l'en-
ferme ainsi que le foie. On peut remarquer alors sa teinte noire
opaque sans reflets chatoyants, formant un fond sur lequel rampent
les arborisations vasculaires.

Ce qui caractérise sa forme est la courbure qu'elle décrit; elle suit
un trajet irrégulier, se portant d'abord transversalement à gauche, puis reprenant une direction oblique ascendante pour gagner
l'ouverture anale et s'ouvrir à son intérieur.

Son aspect est piriforme, mais son canal est très allongé, et c'est
lui qui décrit la marche sinueuse que nous avons indiquée. Le corps,
ovoïde, a de 12 à 17 millimètres; le canal étendu présente 20 à 23
millimètres. Cette disposition particulière marque nettement la
division entre le corps de la poche et le canal du noir.

Comme l'a fait remarquer Monro le premier, la poche semble une
véritable annexe du foie. En effet, il y a une véritable fossette creusée dans la masse hépatique, où le corps de la glande est reçu
entièrement. Une membrane commune aux deux organes rend les
rapports encore plus étroits. Les rapports de la face postérieure sont
donc faciles à saisir.

La face antérieure est recouverte par le rectum, et c'est entre le
rectum et la poche que se trouve la grande veine côtoyée par les deux
nerfs viscéraux. Nous devons insister sur cette disposition. En effet,
dans tous les Céphalopodes que nous venons d'étudier, c'était la
face postérieure qui répondait à ces organes en les recouvrant. La
disposition que nous décrivons est donc tout à fait caractéristique
chez l'*Octopus*.

Le canal du Noir, au point même où il naît du corps de la poche, se porte en dehors, perfore la membrane commune et décrit une concavité latérale droite. Puis il se recourbe et devient ascendant. Dans ce trajet, le canal rampe sur la face extérieure de la membrane commune, puis vient se placer entre la grande veine et le rectum pour gagner l'orifice anal. Ce dernier rapport montre que, si le corps de la poche est caractérisé par sa situation au-dessous de la grande veine, le canal vient reprendre la position type des Céphalopodes-Décapodes.

L'ouverture du canal dans l'orifice anal se fait beaucoup plus près de l'extérieur. L'anus présente aussi, chez cet animal, les deux lèvres et les deux languettes latérales. C'est sur la lèvre postérieure, presque à son sommet, que l'on aperçoit une légère papille terminée par le petit orifice qui livre passage au Noir.

Chez l'*Eledon moschatus*, on peut suivre point par point la description que je viens de donner pour l'*Octopus vulgaris*.

STRUCTURE.

Historique. — « L'étude histologique de la poche du Noir des Céphalopodes est rendue extraordinairement difficile par la présence d'un pigment granuleux, épais, semi-fluide, brun-noir foncé, qui met un obstacle puissant à la découverte des éléments constituants. »

Ces réflexions de Fr. Boll[1], dans son travail sur l'*Histologie des Mollusques*, expliquent peut-être le peu de notions acquises sur la structure et la texture de l'organe, mais il est une autre cause que nous devons signaler. La plupart des naturalistes ne se sont occupés que tout à fait secondairement de la poche, se bornant à quelques remarques au milieu d'une monographie ou d'un travail d'ensemble.

Il faut arriver à Cuvier[2] pour trouver les premières notions précises. Il constate que « l'intérieur de la bourse du Noir n'est pas une simple cavité, mais un tissu cellulaire ou spongieux assez rare, rempli partout d'une sorte de bouillie noire. »

---

[1] FRANZ BOLL, *Beiträge zur vergleichenden Histologie des Molluskentypus*, dans *Archiv. für Mikroskopische Anatomie*, 1868. Suppl.

[2] G. CUVIER, *Leçons d'anatomie comparée*, Paris, 1799-1805.

Delle Chiaje [1] complète ces données et fait remarquer que « la structure est partout la même : la bourse de l'humeur noire se compose d'une tunique bleuâtre prenant chez la Seiche et le Calmar une teinte vert-argenté, et d'une tunique interne noire, muqueuse et réticulée ».

Tous les naturalistes qui suivent répètent avec des modifications sans importance ces descriptions premières. L'ouvrage de Fr. Boll apporte seul quelques considérations nouvelles : « J'ai pu reconnaitre, dit-il, que la poche présente, quant à sa structure, les liens les plus étroits avec le rein des Gastéropodes, en remarquant toutefois que les replis ne sont pas aussi développés dans ce dernier organe que dans celui qui nous occupe. Ici, également, la cavité du sac est à la fois partie sécrétante et réservoir pour la sécrétion. »

Telles étaient les notions acquises sur la structure générale de l'organe, lorsque je commençai mes recherches.

Il restait donc beaucoup à ajouter à ces notions vagues et indécises, fausses sur plusieurs points importants. C'est dans le but de compléter et de rectifier les idées émises que j'ai entrepris, dès le mois de juillet 1880, une série de recherches au laboratoire de Roscoff. Pendant que je réunissais les matériaux qui devaient servir de base à mon travail, MM. Desfosses et Variot [2] se livraient à l'étude du même organe et communiquaient, le 8 janvier 1881, à la Société de biologie, le résultat de leurs recherches. Ils se sont attachés uniquement à la *Sepia officinalis* et ont décrit la structure et la texture de la poche, tant sur de jeunes individus nouvellement éclos que sur des Seiches adultes.

Ce travail, beaucoup plus étendu que les précédents, mérite une mention spéciale. Les auteurs ont été amenés aux conclusions suivantes : « En terminant la description de cette glande, nous devons faire remarquer que son type morphologique est assez exceptionnel; ce n'est, en effet, ni une glande en tube, ni une glande en grappe ; c'est une surface lamelleuse, ramifiée, analogue comme disposition aux plissements de l'estomac des ruminants ou mieux encore à ceux des vésicules séminales. En somme, *c'est plutôt une surface*

---

[1] DELLE CHIAJE, *Memorie sulla storia e notomia degli animali senza vertebre del regno di Napoli*, Napoli, t. IV, 1829.

[2] DESFOSSES et VARIOT, *Sur l'appareil de la sécrétion pigmentaire chez la Seiche et sur le pigment* (*Gazette médicale de Paris*, 12 mars 1881).

sécrétante qu'une glande proprement dite. » Dans le corps de leur description ils insistent sur « cette configuration lamelleuse ramifiée, qui se rapproche de la disposition signalée dans les plissements multipliés de la muqueuse des vésicules séminales ou du renflement du canal déférent chez l'homme ».

En un mot, les auteurs de ce travail se rangent à l'opinion de Bol., qui elle-même résumait celle de ses devanciers : *l'appareil sécréteur est formé d'un réservoir dont la paroi porte des plis particuliers circonscrivant des espaces qui versent largement dans la poche les produits de la sécrétion.*

Je suivrai le plan que j'ai adopté dans l'étude de la conformation extérieure.

Sepia officinalis. — Si l'on incise la face antérieure de la poche du Noir suivant sa longueur et sur la ligne médiane, on tombe dans une large poche remplie d'un liquide noir, épais, bien connu sous les noms de *sépia* ou *encre de Seiche.* Ce liquide est extrèmement colorant et d'autre part très-adhérent aux parois du réservoir qui le contient ; de plus, il cache sous son épaisseur la disposition des parties. Un courant d'eau continu et prolongé pendant un temps suffisant finit par le faire disparaître complètement, et l'on voit alors la membrane étalée présenter des reflets argentés et dorés plus brillants encore qu'au dehors. On voit appliquée sur sa face postérieure, une élévation qui fait saillie dans la cavité (pl. I, fig. 1, *g*). Cette masse a la forme d'une demi-sphère, dont le diamètre supéro-inférieur est légèrement allongé, par rapport au diamètre transverse. Une membrane grisâtre la limite, présentant la forme d'une calotte dont le bord libre se recourberait légèrement en dedans pour se fixer sur la paroi de la poche. Quelques tractus fibreux, régulièrement espacés autour de la ligne d'insertion, impriment à la masse des dépressions qui indiquent des lobes arrondis peu accusés. A la loupe, on peut voir que c'est par ces tractus que passent les vaisseaux dont on suit les arborisations blanchâtres, qui se répandent à la fois sur la membrane et sur le fond de la paroi argentée (pl. I, fig. 1, *rv*).

Si maintenant on enlève délicatement la membrane qui limite cette partie saillante, on tombe de nouveau au milieu de l'encre épaisse et il faut recourir à de nouveaux lavages pour distinguer nettement les parties On peut alors constater la présence de lamelles légères, constituant un tissu d'aspect aréolaire et spongieux, dont nous ferons plus loin l'étude détaillée (pl. I, fig. 2).

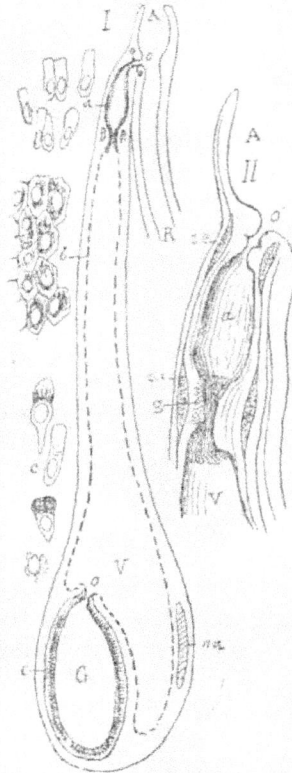

FIG. 2. — I. *Coupe schématique longitudinale de la poche du noir.* G, glande du noir; V, vésicule du noir; A, anus; R, rectum; o, orifice de la glande; *na*, nodule antérieure; *a*, épithélium cylindrique de l'ampoule terminale; *b*, épithélium pavimenteux de la vésicule; *c*, épithélium pigmenté de la glande.

II. *Partie supérieure, grossie.* V, vésicule; *g*, rétrécissement et glande terminale; *z, i,* sphincter interne; *o,* ampoule terminale; *s, e,* sphincter externe; *o,* ouverture du canal dans l'anus A.

En faisant l'anatomie de l'organe, j'ai décrit son aspect piriforme et je l'ai suivi jusqu'au point où il s'ouvre dans le rectum, constatant qu'en approchant de ce point extrême, il perd environ la moitié de son calibre. A cette description générale doit succéder une étude plus minutieuse de cette portion terminale.

Pour prendre une idée exacte de cette région, il faut ouvrir le canal et l'étaler sur une lame de liège : il est alors très-facile de constater que le canal se rétrécit subitement, puis se dilate en une petite ampoule et se rétrécit de nouveau pour s'aboucher dans le rectum (fig. 2, II, o').

Le canal est bordé, dans toute sa portion rétrécie, par une véritable couronne de replis saillants qui réduisent considérablement sa lumière. Ces replis valvulaires sont assez réguliers, en forme de colonnettes parallèles au grand axe du canal et limitent des espaces intermédiaires. La loupe montre dans le fond de ces espaces de fines lamelles légèrement obliques, et constituant par leurs anastomoses un réseau à mailles allongées. Si l'on a pratiqué l'ouverture par la paroi rectale, on peut apercevoir sur la face opposée, dans ces mailles, de petits orifices, que le pigment, retenu dans leurs

enfoncements, rend très-apparents. Ces ouvertures sont de moins en moins nombreuses à mesure que l'on se rapproche du rectum, et ne sont plus visibles sur la paroi rectale elle-même. Ce sont les orifices des tubes glandulaires, dont je ferai bientôt connaître la disposition (fig. 2, II, *q*).

L'ampoule qui fait suite à cette portion rétrécie est aussi couverte de valvules, mais ces dernières sont d'une finesse extrême, légèrement ondulées, et couvrent également la face interne en s'étendant dans la direction du grand axe de cette portion (fig. 2, II, *a*).

Le rétrécissement terminal qui correspond à la papille anale présente six petites masses allongées, faisant saillie dans son intérieur. Ces masses sont de véritables valvules qui, en se rapprochant, peuvent complètement oblitérer la lumière du canal et s'opposer énergiquement au passage de la sécrétion (fig. 2, II, *o'*).

Cet examen permet de reconnaître que la cavité de la poche n'est pas, comme tous les auteurs l'ont affirmé jusqu'ici, un réservoir dont les parois sont tapissées par des lamelles sécrétantes, mais un ensemble complexe où nous distinguons :

1. Une première partie large et piriforme, jouant le rôle de réservoir ; nous lui donnons le nom de *vésicule du Noir* (fig. 2, I, V) ;

2. Une seconde, hémisphérique, saillante, nettement limitée par une membrane, contenant le tissu spongieux : c'est la *glande du Noir* (fig. 2, I, G) ;

3. Enfin, le petit appareil glandulaire situé vers le point où la poche va s'ouvrir dans le rectum : c'est la *glande terminale* (fig. 2, I, *a*).

Comment les produits sécrétés par la glande du noir peuvent-ils passer dans la vésicule ? Si l'on admettait comme les naturalistes la présence de replis saillants, flottant dans le réservoir lui-même, la réponse serait facile. L'existence démontrée d'une membrane-limite séparant la vésicule de la glande, nécessitait de nouvelles recherches sur ce point.

Si, par une ouverture pratiquée sur le fond du réservoir, on fait passer un courant d'eau s'échappant au dehors par le canal de la poche, on peut faire disparaître toute l'encre que contenait le réservoir. Si on laisse alors la poche au repos, on constate, au bout de quelques instants, qu'une nouvelle quantité d'encre s'est déposée dans la vésicule. Cette petite expérience montre qu'une voie spéciale permet à l'encre de s'échapper de la glande. Si l'on ouvre alors la poche avec toutes les précautions désirables pour empêcher l'instrument tranchant de rencontrer la glande, on voit un filet d'encre épaisse s'échapper de la glande en un point situé dans son tiers supérieur, sur la ligne médiane. Un courant d'eau, enlevant l'encre à mesure qu'elle se présente, permet de constater en ce point un *orifice* par où sort le liquide sécrété. La moindre pression exercée sur la glande amène aussitôt la sortie de l'encre par cette ouverture (fig. 2, I, *o*, et pl. I, fig. 4, *o*).

Au pourtour de l'orifice, on voit une partie légèrement déprimée, présentant une coloration plus noirâtre que le fond de la membrane et limitée par une circonférence vaguement lobée.

Vu à la loupe, l'orifice est circulaire et semble comme fait à l'emporte-pièce.

Sur les nombreux individus que j'ai disséqués, j'ai toujours rencontré cette disposition fondamentale, restée inconnue aux observations qui m'ont précédé.

Chez la *Sepia elegans*, espèce beaucoup plus petite, il faut redoubler de prudence dans l'incision de la paroi antérieure. La glande présente une forme identique à celle de la *Sepia officinalis* ; elle est aussi largement indépendante et occupe une position semblable. L'orifice, bien que très-ténu et à peine perceptible à l'œil nu, est rendu plus visible par l'examen à la loupe ; il occupe exactement la ligne médiane et se trouve à la réunion du tiers supérieur et des deux tiers inférieurs de la glande.

Loligo vulgaris. — La poche est beaucoup moins développée chez le Calmar que chez la Seiche, mais elle présente la même structure générale (pl. I, fig. 3, 4, 5).

L'incision sur la ligne médiane antérieure permet de reconnaître aussi la présence d'une large vésicule gorgée d'encre épaisse. Le réservoir est d'une capacité bien moins considérable que chez la Seiche, mais l'encre contenue présente aussi ce degré d'épaisseur qui fait disparaître tous les détails intérieurs. Après lavage, on reconnaît la teinte argentée de la membrane-limite et les nombreuses arborisations qui la couvrent.

Sur la paroi postérieure de ce réservoir est la *glande*, dont la disposition présente quelques particularités intéressantes. Elle présente une indépendance plus complète que celle de la Seiche. Toute sa partie supérieure est libre, en sorte qu'on pourrait comparer sa forme générale à celle d'un bonnet phrygien, dont le bord limitant l'ouverture serait adhérent à la paroi postérieure de la vésicule (pl. I, fig. 3, *g*).

C'est sur le point culminant de cette portion libre que se trouve l'orifice qui fait communiquer la glande et le réservoir. Cet orifice arrondi est très-visible, surtout lorsqu'on exerce de bas en haut une légère pression sur la glande (pl. I, fig. 3, *o*).

La glande, plus allongée que chez la Seiche, présente comme chez cette dernière une lobation vague, due à des tractus fibreux supportant les vaisseaux qui se ramifient sur la glande.

La rupture de la membrane-limite donne accès dans un tissu spongieux gorgé d'encre noire et épaisse.

Le *Loligo subulata*, malgré la forme plus arrondie de sa poche, n'en conserve pas moins les caractères du groupe, c'est-à-dire l'indépendance plus complète de la glande et l'orifice situé sur la partie la plus saillante de cette portion.

Quant à la manière dont se termine le canal, son ouverture permet d'y reconnaître des dispositions très-voisines de celles de la Seiche. Une première saillie intérieure, formée de replis et de dépressions cloisonnées, rétrécit considérablement la lumière du canal. Une dilatation ampullaire lui fait suite et présente une série de lamelles longitudinales peu saillantes. Une saillie annulaire terminale formée de nodosités allongées borde l'ouverture de la poche, à l'intérieur de l'anus (pl. I, fig. 5).

Sepiola Rondeletii. — La poche à encre de la Sépiole dont j'ai indiqué la forme si curieuse au moment de la fécondation, mérite une étude particulière. On se rappelle qu'elle est constituée par une *masse centrale* qui supporte de chaque côté deux masses allongées, formant les *lobes latéraux* (fig. 1).

Les recherches de Peters[1] l'ont conduit à voir dans ces masses annexées à la poche des corps noirs, formés d'un tissu glanduleux continu avec celui de la bourse et entourés d'une couche musculaire. Mes recherches m'amènent à des résultats différents.

Mais avant d'exposer mes observations personnelles, une remarque est nécessaire ; c'est que l'aspect de ces corps latéraux est essentiellement différent, selon que l'on s'adresse à un animal sortant de l'eau ou à un échantillon conservé dans l'alcool. En effet,

[1] PETERS, *Müller's Archiv.*, 1842, p. 329, pl. XVI, fig. 1 et 8-10.

dans le premier cas, les deux masses sont transparentes et laissent entrevoir dans leur intérieur des détails d'organisation. — Dans le second cas, au contraire, les lobes latéraux sont opaques, d'un blanc-jaunâtre, et il est impossible de saisir comment sont constituées les parties contenues. Les conditions exceptionnelles où je me trouvais, m'ont permis d'avoir sans cesse sous la main des animaux frais, et je suis ainsi arrivé à des résultats différents de ceux consignés dans les mémoires antérieurs.

Si l'on examine un *corps latéral* à travers sa paroi transparente, on peut facilement constater la superposition d'avant en arrière des parties suivantes : une masse noire aplatie, un trait argenté, un ovoïde jaunâtre, une plaque argentée, un fond noir.

Une dissection attentive permet de se rendre un compte exact de ces diverses parties.

Lorsqu'on déchire la membrane qui limite un lobe latéral, il s'écoule une certaine quantité d'un liquide muqueux et transparent. C'est ce liquide qui, sous l'action de l'alcool, se coagule et simule une bande musculaire épaisse.

On voit alors que la *masse centrale* envoie de chaque côté *deux prolongements* creux, en forme de lames aplaties. L'un est *antérieur* : il est arrondi et a la même hauteur que la poche; l'autre est *postérieur* : il est allongé et forme au-dessus et au-dessous de la poche un petit cul-de-sac saillant. Ces prolongements sont remplis de Noir qui provient de la poche avec laquelle ils communiquent largement. Ce sont en réalité des diverticulums aplatis dépendant de la masse centrale (fig. 3, *pp* et *pai, pas*).

L'angle dièdre situé entre ces deux prolongements est tapissé par une *membrane argentée*, épaisse, élastique. C'est elle que l'on aperçoit par transparence. Comme elle est un peu plus étendue que le diverticulum antérieur, elle le dépasse et lui forme en bordure une

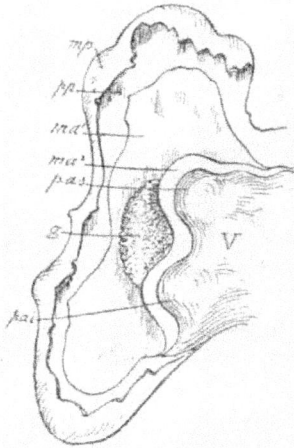

Fig. 3. — V, vésicule du noir; *mp*, membrane périphérique; *pp*, prolongement postérieur de la vésicule; *pa*, prolongement antérieur; *ma'*, partie profonde de la membrane argentée; *g*, glande; *ma²*, partie antérieure de la membrane argentée.

ligne brillante : l'autre portion s'étale sur le diverticulum postérieur
(fig. 3, 4, *ma*).

La *masse* qui remplit cet angle a une forme légèrement allongée :

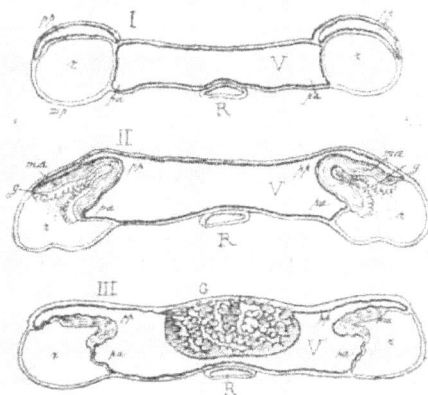

FIG. 4. — *Coupes de la poche de la sépiole à différentes hauteurs* : I, à la partie supérieure ;
II, au niveau de la glande latérale ; III, au niveau de la glande du noir. — Mêmes lettres
que dans la figure 3.

elle est d'un blanc-jaunâtre et mal limitée. Je renvoie au chapitre
texture l'étude détaillée de cette partie, me
bornant à signaler ici sa nature *glandulaire*
(fig. 3, 4, *g*).

Les prolongements latéraux de la poche
et la glande plongent dans le liquide transparent que nous avons signalé. Une membrane très-fine constitue l'enveloppe générale. Elle s'insère d'une part sur le bord
libre du prolongement postérieur, et d'autre part sur le bord adhérent du prolongement antérieur. Un cul-de-sac supérieur
bilobé et un cul-de-sac inférieur arrondi
terminent en haut et en bas ce cylindre
périphérique (fig. 3, 4, *mp*).

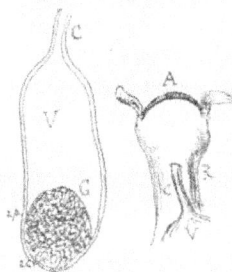

FIG. 5. — I. A, ouverture de l'anus ;
R, rectum ; C, canal du noir.
II. Coupe longitudinale de la
poche. C, canal du noir ; V, vésicule ; G, glande du noir ; *zp*, zone
périphérique ; *zf*, zone formatrice.

Cette membrane limite un véritable réservoir, dont le contenu
transparent est le produit de la glande. Où ce produit est-il destiné
à se rendre ? La découverte d'un orifice pouvait seule nous mettre
sur la voie de la solution de ce problème (fig. 4, *r*).

L'examen extérieur direct à la loupe ne nous ayant pas donné de résultats, la membrane fut détachée, étalée sur une lame de verre et portée sous le microscope. Il ne fut pas possible, en passant en revue chaque point de la membrane, de découvrir la trace d'une perforation quelconque permettant le passage du liquide à l'extérieur. Cet examen, répété sur de nombreuses poches, nous donne toujours le même résultat négatif.

Les mêmes recherches furent entreprises sur les prolongements latéraux de la poche, et malgré le grand nombre de pièces soumises à notre examen, nous ne pûmes saisir une communication quelconque avec la poche elle-même.

Quant à la partie médiane, elle présente les rapports les plus étroits avec la poche du Calmar. La *glande du Noir* occupe la partie tout à fait inférieure. Elle est située dans une sorte de petite dépression qui forme, sur la paroi postérieure de la poche, une saillie arrondie et légèrement allongée. L'orifice occupe, comme chez le Calmar, la partie la plus saillante de l'organe (fig. 4, III, G; fig. 5, II, G).

Octopus vulgaris. — La poche du Poulpe, qui présente des rapports anatomiques si différents de ceux signalés dans les Décapodes, montre aussi des modifications profondes dans sa structure. Ce qui la caractérise, c'est la tendance à la fusion de la glande et du réservoir. La glande n'est plus libre et indépendante comme précédemment; sa paroi antérieure s'unit avec la paroi de la vésicule et constitue ainsi une adhérence très-étendue, qui réduit sa partie libre à un espace très-restreint. Il semble que la poche soit séparée par un diaphragme circulaire en deux parties : l'une supérieure formant le réservoir, l'autre inférieure constituant la glande. Cette disposition explique facilement comment les naturalistes qui, comme Cuvier, étudièrent le Poulpe, furent amenés à signaler comme partie sécrétante des replis saillants dans l'intérieur de la poche. En effet, si l'on n'est pas prévenu de cette adhérence particulière, on ouvre nécessairement à la fois le réservoir et la glande, et l'on fait disparaître le seul point important pour la comparaison, c'est-à-dire le diaphragme qui sépare les deux parties (pl. I, fig. 7 et 8).

Pour bien observer cette disposition, il faut ouvrir la poche à partir du canal en avançant avec les plus grands ménagements et en lavant largement pour faire disparaître le Noir. Dans ces conditions,

on aperçoit la partie libre de la glande constituant une cloison transversale circulaire et légèrement bombée du côté du canal. A l'aide
de la loupe on peut reconnaître l'orifice; il n'occupe pas ici tout à
fait le centre du diaphragme, il est très-légèrement porté en arrière ;
il est arrondi et d'une grandeur inférieure à celui de la Seiche; il
forme un centre d'où partent des arborisations blanchâtres qui
divergent du côté de la paroi (pl. III, fig. 4, o et r).

La glande est considérable par rapport au réservoir; elle est à peu
près égale à lui si l'on ne tient pas compte du canal, qui est très-
délié. C'est un caractère important, complètement opposé à celui
qui se présente chez les Décapodes, où le réservoir l'emporte toujours de beaucoup sur les dimensions de la glande.

La poche du Poulpe se termine par un canal, délié qui décrit une
double courbure pour atteindre le rectum. Il se montre à l'extérieur
d'un calibre égal dans tout son parcours, présentant l'aspect d'un
cordon blanchâtre, arrondi, traversé en son centre par une traînée
festonnée, d'un noir intense (pl. I, fig. 7, c).

Si l'on ouvre ce canal et si on l'étale, on peut constater que son
calibre ne change qu'au point où il va s'aboucher dans le rectum ;
un repli marque le commencement de ce rétrécissement qui donne
au canal un calibre des plus ténus. Cependant, outre ce repli terminal qui présente une concavité inférieure sur le canal ouvert, on
constate, à 4 millimètres environ de l'ouverture, un second repli
à concavité supérieure. L'espace limité par ces deux replis peut être
comparé à l'ampoule terminale que nous avons signalée chez les
Décapodes. Du reste, le repli le plus inférieur est festonné et présente une série de dépressions qui s'enfoncent, mais sans se ramifier
d'une manière bien étendue, et marquent la place occupée chez la
Sépia par la glande terminale (pl. I, fig. 9).

L'*Eledon moschatus*, si voisin du Poulpe par son anatomie, présente des dispositions identiques dans la structure de la poche, et il
nous est impossible de signaler des différences dignes d'être notées.

VAISSEAUX.

Les belles recherches de Cuvier, de Delle Chiaje, de M. Milne-
Edwards, ont donné sur la distribution des vaisseaux des Céphalopodes un ensemble de faits nombreux et précis. Cependant le détail

de ces descriptions anatomiques n'a pas été poussé fort loin. C'est ainsi que, pour la vascularisation de l'organe qui nous occupe, nous ne trouvons dans Cuvier qu'une simple mention d'une artère se distribuant à la bourse du noir chez le Poulpe; M. Milne-Edwards ne s'étend pas plus longuement sur cette artère chez le Calmar, et ne la signale pas dans son travail sur la circulation du Poulpe.

Le système artériel des Céphalopodes se groupe autour de deux *aortes :* l'une, *postérieure,* plus grande, plus volumineuse, portant le sang dans toute la région postérieure du manteau, au foie, au tube digestif, pour gagner enfin la région céphalique de l'animal; l'autre, *antérieure,* est chargée de la nutrition des organes occupant l'intérieur du manteau (branchies, cœur, partie terminale du tube digestif) et de ce manteau lui-même. C'est de cette aorte antérieure que dépendent les vaisseaux qui se rendent à la poche du Noir.

Les veines qui rapportent le sang de la poche viennent se rendre dans la *grande veine,* centre de la circulation veineuse superficielle.

En général, l'aorte antérieure, après avoir fourni des artères au cœur, aux branchies, aux corps fongiformes, se bifurque en deux branches terminales :

L'une se rend à la glande du Noir (*artère de la glande du Noir*), émettant une branche intestinale ;

L'autre se rend au manteau et aux glandes génitales après avoir donné une artère qui fournit au rectum et à la vésicule du Noir (*artère de la paroi*).

Tel est le schéma général de la circulation que nous allons étudier avec plus de détails dans les principaux types.

Sepia officinalis. — Chez la *Sepia officinalis,* l'aorte antérieure se divise en ses deux branches terminales à 1 millimètre environ en arrière de la paroi de la poche du Noir. En ce point se détache l'*artère de la glande* (pl. II, fig. 1 et 2, *b*), qui se recourbe immédiatement en bas et s'accole à la face postérieure de la poche. Elle occupe la ligne médiane de cette face postérieure et atteint ainsi à peu près le centre de la dilatation vésiculaire. En ce point, elle se divise en deux ordres de ramifications : les premières, profondes, sont au nombre de cinq ou six; après un court trajet elles s'enfoncent dans l'épaisseur de la paroi; les secondes sont superficielles; on en compte trois ou quatre qui, partant de points plus ou moins rapprochés, vont en rayonnant vers la périphérie (pl. II, fig. 2, *fs*). Une dissection attentive permet de suivre les rameaux profonds dans les trabécules de la glande du Noir, où nous les retrouverons bientôt. La terminaison de cette artère nous autorise à lui donner le nom *d'artère de la glande*. Quant aux rameaux superficiels, ils donnent eux-mêmes de nombreuses ramifications qui couvrent la face postérieure de la poche.

Avant de se résoudre en ses branches terminales, l'artère donne un *rameau intestinal* (pl. II, fig. 2, *r*), qui se recourbe sur le coude que fait en ce point l'intestin terminal; un ramuscule allongé s'avance sur la face postérieure du canal du Noir.

L'autre branche de bifurcation de *l'aorte antérieure* poursuit le trajet primitif et atteint ainsi la face antérieure de la poche. Avant de donner les artères destinées au manteau et à la glande génitale, cette seconde branche fournit un rameau au point même où elle devient antérieure à la poche. Ce rameau est destiné à émettre de nombreuses ramifications qui vont s'étendre sur toute la superficie de la poche : nous la nommons *artère de la paroi* (pl. II, fig. 1, *d*).

Cette artère monte en décrivant une courbe à concavité supérieure, limitant ainsi la partie supérieure de la dilatation vésiculaire, puis vient se placer entre le rectum et le canal pour atteindre l'orifice commun.

Dans ce trajet, cette artère émet de nombreux rameaux :

1. Les uns se détachent de la convexité (pl. II, fig. 1, *fd*) : ils sont au nombre de quatre et descendent sur la vésicule. Leur tronc est d'abord sans ramifications, mais bientôt il émet une série de branches latérales qui se ramifient à l'infini dans la paroi de la poche. Un de ces quatre rameaux présente un développement plus marqué et ses ramifications terminales sont condensées sur un point restreint qui occupe la partie centrale de la face antérieure de la vésicule. C'est en ce point que nous avons décrit une véritable nodosité musculaire, qui reçoit de cette façon plus de sang que le reste de la paroi (pl. II, fig. 1, *fn*).

2. D'autres partent de la concavité et montent sur le canal de la poche parallèlement à l'axe de ce canal; on compte quatre ou cinq de ces rameaux qui émettent sur leur parcours des vaisseaux latéraux très-déliés (pl. II, fig. 1, *fa*).

3. D'autres enfin s'échappent de la partie rectiligne qui occupe l'interstice situé entre le rectum et le canal du Noir (pl. II, fig. 1, *ft*). Ceux-ci sont transversaux, très-nombreux, largement ramifiés, cou-

vrant le rectum et le canal. Au niveau de l'ouverture anale, on
observe une quantité considérable de vaisseaux qui se répandent
dans les lèvres antérieure et postérieure, ainsi que dans les languettes latérales du rectum. Rappelons qu'à ce niveau se trouve la
glande terminale, ce qui explique ce surcroît de distribution vasculaire.

La distribution artérielle marque donc, d'une manière fort nette,
la distinction de la *glande du Noir* et de la *vésicule*, puisqu'une artère
spéciale est destinée à chacune de ces parties.

Le sang est repris par deux ordres de veines : les unes, profondes,
sont destinées au sang de la tunique interne de la poche ainsi qu'à
celui qui revient de l'intérieur de la glande. Elles forment par leur
réunion une veine (*veine de la glande*) qui s'accole à l'artère de la
glande, dont elle suit le trajet pour atteindre la grande veine (pl. II,
fig. 4, *a*). Pour bien observer la distribution de cette veine, il faut,
après avoir pratiqué l'injection veineuse partielle, ouvrir la poche du
Noir et laver la paroi; on voit alors que toute la surface intérieure
est tapissée par une multitude de ramifications colorées, et que de
même la membrane qui limite la glande présente un lacis de ramifications très-serrées (pl. III, fig. 1). Mais il est facile en même temps
de remarquer que ces ramifications se groupent autour de vaisseaux
plus volumineux, qui viennent aboutir au pourtour du point d'insertion de la membrane-limite de la glande. En ce point se montrent les brides fibreuses qui donnent à la glande son apparence
lobée. A la base de chaque bride convergent deux vaisseaux, l'un
venant de la paroi de la vésicule, l'autre venant au contraire de la
membrane qui limite la glande. Les vaisseaux de la paroi ont une
direction telle, qu'ils convergent tous vers le centre de la glande.
Ceux de la membrane-limite partent d'un réseau qui entoure l'orifice de la glande et viennent se jeter chacun dans le vaisseau de la
paroi correspondante pour plonger au-dessous de la membrane-
limite.

Si maintenant nous examinons la face postérieure de la poche,
nous verrons que la veine est formée par la réunion d'une dizaine
de troncs qui s'échappent de la paroi correspondante à la glande;
quelques rameaux superficiels ténus s'unissent aux précédents.
Nous verrons bientôt comment ces troncs se rattachent aux ramifications que nous venons de décrire à l'intérieur de la poche, s'enfonçant dans la glande.

Le second ordre de veines forme à la superficie de la vésicule et du canal des arborisations nombreuses qui se rendent : celles de la dilatation vésiculaire, dans une veine située à droite ; celles provenant du canal et du rectum, dans une veine située à gauche. Ces deux veines de la paroi se rendent dans la grande veine ; un pinceau de ramifications est reçu par une veine venant du manteau (pl. II, fig. 3).

Une des ramifications veineuses principales traverse la paroi de la vésicule et atteint sa face profonde antérieure. Là elle se ramifie au niveau de la nodosité musculaire en trois rameaux divergents qui couvrent cette partie (pl. III, fig. 1, a).

Cette description rend un compte exact de la manière dont la circulation s'effectue dans la vésicule ; mais ne montre pas comment l'artère et la veine se comportent dans l'intérieur de la glande, puisque nous avons laissé les vaisseaux au moment où ils pénétraient dans le tissu sécrétant.

L'étude microtomique permet de poursuivre l'artère ou plutôt les branches de l'artère à travers la paroi. On les voit alors s'enfoncer obliquement de haut en bas et d'arrière en avant dans l'intérieur de la glande ; les rameaux qui se détachent de tous côtés se multiplient à l'infini et les artérioles finissent par se réduire de plus en plus. Quelques-unes cependant arrivent jusqu'à la membrane-limite ; dans ce cas elles traversent cette membrane et en ce point même donnent trois ou quatre rameaux divergents simulant une sorte d'étoile (pl. II, fig. 6, e, e). On peut compter sept ou huit de ces étoiles superficielles. De nombreux faisceaux de ramifications s'échappent au pourtour de l'orifice de la glande et forment un véritable anneau artériel.

Quant aux veines, la dissection montre qu'après avoir pénétré dans la paroi postérieure de la poche, elles marchent, dans toute la portion adhérente, dans la paroi propre de l'organe. Arrivée au point où la glande devient libre, chaque veine se divise en deux rameaux : un pour la paroi et un pour la glande. Les différentes veines pénètrent en des points fort rapprochés, puis aussitôt elles divergent, formant une sorte de figure rayonnante et décrivant chacune le trajet que nous venons d'indiquer.

Si nous faisons abstraction du rameau destiné à la paroi, chaque veinule décrit un demi-cercle qui embrasse la glande, et dont les points extrêmes sont le point de pénétration en arrière et l'orifice de la glande en avant, et deux veinules opposées forment un cercle complet. C'est de ce cercle que partent à angle droit les ramuscules déliés qui s'enfoncent à travers la membrane-limite au milieu des trabécules glandulaires.

Cette disposition a été schématisée dans la figure 7 de la planche III, qui représente une coupe faite vers le centre de la glande perpendiculairement à son grand axe. En effet, nous avons voulu compléter par l'étude des coupes histologiques les données de la microtomie, et nous sommes arrivés à une confirmation complète des premiers résultats. Il est facile de saisir sur la figure la disposition de la zone artérielle centrale et la constitution du cercle veineux périphérique, et de comprendre enfin comment les ramuscules déliés émanés de ces deux centres opposés se disposent dans l'ensemble. Je me borne à signaler ici l'alternance presque régulière, sur les trabécules, des vaisseaux artériels et veineux ; je reviendrai sur ce point avec plus de détails en faisant l'histologie des trabécules.

En résumé : une artère et une veine constituant dans la glande un champ vasculaire central et un cercle veineux périphérique, — une artère et des veines spéciales se distribuant à la vésicule, tels sont les grands traits qui ressortent de cet exposé purement anatomique.

Loligo vulgaris. — Le *Loligo vulgaris* a une circulation qui est calquée sur celle de la Seiche. Les différences tiennent surtout à la disposition opposée que présente la poche du noir chez le Calmar. Ici, en effet, la poche est située au-dessus du cœur, tandis que, chez la Seiche, la glande était bien au-dessous du centre de la circulation. Il s'ensuit que l'artère de la glande, qui était descendante chez la Seiche, devient ascendante chez le Calmar. Mais cette modification capitale une fois connue, l'origine, les rapports, la distribution extérieure ne méritent aucune mention spéciale. La circulation intra-glandulaire doit seule nous occuper. En effet, l'artère de la glande ne se divise pas pour pénétrer dans l'organe, elle perfore la paroi et s'étend à travers les trabécules jusqu'à l'orifice de la glande en parcourant un trajet rectiligne. Arrivée à l'orifice, elle montre au dehors quatre branches terminales divergentes. Pendant ce trajet à travers la glande, l'artère émet, au niveau de chaque trabécule qu'elle rencontre, un rameau qui se ramifie à son tour à l'infini. Ces rameaux naissent sur tout le pourtour de l'artère et constituent le champ artériel partant du centre (pl. II, fig. 5).

La disposition des veines de la glande est identique à celle observée chez la Seiche, et le cercle veineux périphérique est constitué
de la même façon, émettant des branches ramifiées sur la paroi du
réservoir.

L'*Ommastrephes sagittatus* offre même disposition vasculaire.

Sepiola Rondeletii. — La Sépiole présente deux états différents
de sa poche à encre; de là deux dispositions vasculaires différentes. La poche unilobée présente une disposition des vaisseaux
analogue à celle du Calmar. Cependant l'artère de la glande se
divise comme chez la Seiche, au moment où elle s'enfonce dans
l'épaisseur des trabécules, en trois ou quatre branches divergentes; mais ici la marche est ascendante et légèrement d'arrière en
avant. La ramification des ramuscules se fait comme chez la Seiche
et la disposition générale est la même.

Lorsque la poche présente ses deux lobes latéraux, une veine et
une artère viennent s'ajouter de chaque côté. L'artère s'insinue entre
la paroi de la poche et la glande, occupant le sommet de l'angle
dièdre formé par la membrane argentée et envoyant ses ramifications sur la glande et sur la paroi du réservoir. La veine est formée
par la réunion des ramuscules nombreux qui s'étendent sur le réservoir et des branches qui amènent le sang de la glande. Cette veine
descend à côté de l'artère qu'elle accompagne et vient avec sa con-
génère se jeter dans la grande veine, par un tronc commun.

Octopus vulgaris. — Les modifications importantes mentionnées
dans les rapports, la forme, l'étendue de la poche chez les Octopodes, peuvent faire soupçonner des différences notables dans la
vascularisation de l'organe. Le mouvement d'incurvation du ventricule cardiaque dans ce groupe de Céphalopodes est une nouvelle
cause de dispositions intéressantes et particulières (pl. III, fig. 2, 3,
4, 5).

Le mouvement d'incurvation du ventricule n'a agi que sur la première partie de l'aorte antérieure; les rameaux destinés à la masse
génitale se sont détachés et s'échappent directement du cœur, constituant ainsi une *aorte inférieure* ou génitale. L'aorte antérieure, après
avoir fourni aux branchies, au cœur, aux corps fongiformes, à l'intestin, se porte contre la masse qui forme le centre fondamental de
l'Octopode, masse ovoïde constituée par le foie, le pancréas et la poche

du noir. L'artère franchement ascendante s'applique sur le pancréas, auquel elle donne deux rameaux déliés qui se recourbent en spirale au milieu du tissu glandulaire blanchâtre ; de là, elle s'enfonce dans le pancréas et atteint la base de la poche. On la voit pénétrer dans l'organe, après avoir émis un petit rameau superficiel. Dans la glande, elle se divise en quatre branches divergentes, deux antérieures, deux postérieures, émettant un grand nombre de ramuscules qui couvrent les trabécules de leurs ramifications. Telle est la marche de la branche terminale destinée à la poche (pl. III, fig. 2 et 3, a).

La seconde branche terminale se place dans la cloison qui sépare en deux parties le sac des Octopodes. Elle se dirige du côté de l'orifice anal pour se terminer dans la peau située au-dessus. Elle donne de nombreux rameaux destinés au manteau. Un peu au-dessous de l'anus, elle émet un fin ramuscule qui traverse le rectum, donnant des branches ascendantes et descendantes pour cet organe, et arrive enfin sur le canal de la poche du noir. Le ramuscule poursuit son trajet et vient se terminer par trois ou quatre ramifications déliées qui parcourent la paroi de la poche (pl. III, fig. 2 et 3, c ; fig. 4, r).

En réalité, bien que la disposition soit essentiellement différente au premier abord, nous avons ici pour les artères une distribution identique à celle indiquée précédemment : *artère de la glande, artère de la vésicule*.

La vascularisation veineuse est fort réduite. Elle aboutit par une veine volumineuse à la grande veine. Cette veine de la poche s'échappe du pancréas au-dessous de la poche à côté de l'artère qu'elle accompagne. Le sang qu'elle contient est commun au pancréas et à la poche à encre, et dans la poche le sang de la glande, aussi bien que celui de la vésicule, est emmené par cette voie. La veine commune se divise en deux branches, qui se placent entre le pancréas et la poche du noir. On a ainsi une sorte de fer à cheval d'où partent deux sortes de rameaux : les uns, ascendants, s'enfonçant dans la paroi de la poche qu'ils entourent; les autres, descendants, destinés au pancréas. Cette même veine reçoit aussi le sang de la partie inférieure et superficielle du foie (pl. III, fig. 5, a, r).

Nous arrivons avec le Poulpe à un degré bien inférieur dans la vascularisation veineuse. Les Eledones présentent une disposition exactement conforme. Nous terminons ici les grands traits qui caractérisent la distribution des vaisseaux dans la poche du noir.

NERFS.

Les nerfs qui se rendent à la poche du noir émanent de deux points différents : les uns sont des filets des nerfs viscéraux; les autres sont sous la dépendance du ganglion stomacal du somato-gastrique.

Sepia officinalis. — Les deux *nerfs viscéraux*, après être sortis du cartilage céphalique, gagnent la face antérieure du foie, perforent la tunique propre de l'organe et viennent ramper sur la face ventrale. Ils se placent de chaque côté de la grande veine qu'ils accompagnent jusqu'au niveau des sacs urinaires pour se contourner, donner un renflement ganglionnaire et suivre le bord adhérent de la branchie[1].

Dans ce trajet, les nerfs viscéraux donnent d'abord deux nerfs destinés aux piliers charnus de l'entonnoir, puis les nerfs destinés à l'organe qui nous occupe et que j'appellerai dès lors *nerfs de la poche.*

Les *nerfs de la poche* sont au nombre de deux. Ce sont deux longs filets très déliés qui se dirigent obliquement pour s'appliquer à la face postérieure du canal du noir et marcher parallèlement jusqu'au niveau du renflement vésiculaire. Là, on les voit diverger, gagner les bords de l'organe et se terminer enfin par des filaments déliés destinés à l'innervation de la vésicule (fig. 5, *fr*).

Ces nerfs sont d'abord très rapprochés; à leur origine, ils accompagnent pendant quelque temps la grande veine; mais bientôt ils se portent en avant, supportés par le tractus musculo-conjonctif qui relie le rectum à la masse viscérale. Ils atteignent ainsi la face postérieure de la poche à encre.

Fig. 5. — *gr*, grande veine; *nv, nv*, nerfs viscéraux; *fr, fr*, nerfs de la poche; *np, np*, branches anastomotiques; *ng*, nerf de la glande.

Dans leur trajet à la superficie de cet organe, ils donnent chacun de nombreux filets qui disparaissent presque à leur point d'origine dans la paroi de la poche. Deux de ces filets

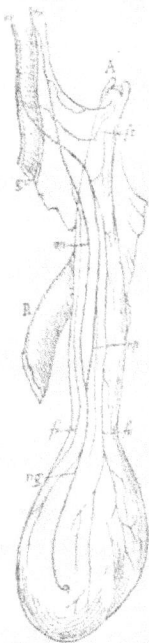

[1] Voir J. Chéron, *Recherches pour servir à l'histoire du système nerveux des Céphalopodes dibranchiaux (Annales des sciences naturelles, 5ᵉ série, t. V, 1866).*

méritent une mention spéciale. Le premier, très délié, se dirige en avant transversalement pour atteindre la région anale et couvrir de filaments la partie terminale de la poche et du tube digestif. Le second filet naît au point où le nerf de la poche atteint la poche elle-même ; il se détache à angle très aigu et descend très obliquement sur la face postérieure de la poche, pour atteindre la ligne médiane (fig. 6, *np*). En ce point, il se réunit au filet correspondant et forme avec ce dernier et les deux nerfs de la poche la figure d'un M très allongé. De cette anastomose résulte un nerf unique moyen qui suit exactement la ligne médiane et vient se réunir à l'artère de la glande et à la veine de la glande pour compléter le faisceau qui pénètre à l'intérieur de la glande. Ce dernier filet, que l'on pourrait appeler *nerf de la glande*, ne peut être suivi qu'avec la plus grande difficulté à l'intérieur de cette dernière. Mes dissections m'ont amené à considérer sa distribution comme se rapprochant beaucoup de celle signalée pour les veines ; on suit, en effet, des filaments déliés qui se divisent dans la membrane limite de la glande et d'autres filaments qui s'étalent sur la face interne de la paroi de la vésicule. Il nous a été impossible de les suivre, au milieu des trabécules gorgés d'encre qui forment la masse glandulaire.

Sa distribution semble donc plutôt superficielle : il se répand dans les parties musculo-conjonctives de la paroi et de la glande.

Le *ganglion stomacal* du *somato-gastrique* est très facile à découvrir sur la Seiche. Il occupe une position bien déterminée, qui est le point précis où convergent le gésier, l'estomac spiral et le rectum. Les filets donnés au gésier et à l'estomac spiral sont volumineux et faciles à suivre à la superficie de ces organes. Le ganglion a une forme allongée, il présente en haut une pointe effilée ; c'est de cette pointe que part une branche qui gagne immédiatement le rectum et accompagne ce dernier. C'est de cette branche rectale que se détache un filet des plus ténus qui descend sur la face postérieure de la vésicule du noir et vient se joindre au faisceau formé par l'artère, la veine et le nerf de la glande. Je n'ai jamais pu le suivre au-delà de ce point.

Loligo vulgaris. — La description que je viens de donner me permettra d'être bref pour le Calmar. En effet, comme chez la Seiche, l'innervation de la poche se fait par les deux nerfs viscéraux : deux *nerfs de la poche* se détachent, gagnent la face postérieure du canal, puis de la vésicule, s'anastomosent pour donner un *nerf de la glande*, et couvrent de filaments déliés l'ouverture anale, le canal et la vésicule. Je n'ai pas pu suivre un filet stomato-gastrique ; sa ténuité l'a fait échapper à mes investigations.

Octopus vulgaris. — La distribution nerveuse est ici tout à fait différente de ce que nous avons observé précédemment. Les nerfs viscéraux ne sont plus, comme précédemment, situés en arrière de la poche ; ils passent, au contraire, sur sa face antérieure, conservant avec la grande veine les mêmes rapports particuliers. Les filets se rendant à la poche ne pénètrent pas par sa face postérieure, mais occupent au contraire sa face antérieure. Les nerfs qui se rendent à la poche sont de deux sortes : les uns sont des filaments déliés qui perforent la membrane musculeuse pour atteindre la paroi de la poche et s'y ramifier ; les autres sont deux gros filets qui partent du point où les nerfs viscéraux commencent à diverger, et se dirigent vers la ligne médiane presque transversalement ; ces deux nerfs viennent aboutir au point où l'artère et la veine de la poche pénètrent dans la glande et se joignent au faisceau destiné à cet organe ; ce sont donc des *nerfs de la glande*. Les filets du stomato-gastrique n'ont pu être mis en évidence du côté de la poche.

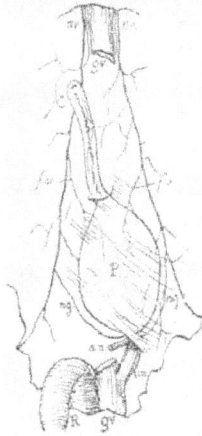

Fig. 7. — P, poche du noir ; C, canal du noir ; *nv*, *nv*, nerfs viscéraux ; *gr*, grande veine coupée ; R, rectum rabattu ; *fv*, filets vésiculaires ; *gn*, nerfs de la glande ; *an*, artère de la glande ; *vn*, veine de la glande.

En résumé, les diverses parties constituantes de la poche sont innervées par deux sources différentes : les nerfs viscéraux fournissent des nerfs à la paroi de la vésicule, à la membrane limite de la glande, peut-être aux travées conjonctives des trabécules. Cette innervation se fait chez les Décapodes au moyen de deux *nerfs de la poche* donnant par anastomose un *nerf de la glande*, et chez les Octopodes au moyen de *nerfs vésiculaires* et de deux *nerfs de la glande*. Le ganglion stomacal du stomato-gastrique fournit à la glande et préside à la sécrétion du pigment.

La texture intime de la glande n'a pas plus que la structure générale fait l'objet d'études minutieuses et approfondies.

Leydig[1] est le premier qui mentionne que « dans la poche à sépia des Céphalopodes les cellules de sécrétion de la paroi caverneuse sont remplies du même pigment que celui qui remplit la poche. »

Fr. Boll ajouta que « sur des préparations par dissociation on prend facilement connaissance de la formation des granulations à l'intérieur des cellules, qui paraissent produire le pigment par dégénérescence ».

MM. Desfosses et Variot, dans leurs recherches beaucoup plus récentes, ont insisté plus longuement sur la texture de la glande chez la *Sepia officinalis*, mais je ne puis exposer et discuter les résultats qu'ils ont obtenus avant d'avoir fait connaître mes propres observations sur cette partie de mon travail.

La *Sepia officinalis*, qui présente avec le plus de netteté les dispositions histologiques de l'organe, servira de type et de premier sujet d'étude.

La glande du noir.

La glande occupe le tiers inférieur de la vésicule, formant une saillie considérable au milieu de l'encre qui remplit cette dernière. Son orifice apparaît dans le tiers supérieur et doit servir de point de départ à la dissection de la glande. Au moment où l'on fait la première incision de la membrane-limite, il s'échappe une encre épaisse et filante qui rendrait impossible toute observation ; aussi faut-il, pendant toute la dissection, faire passer dans la cuvette un courant d'eau continu qui balaye le noir à mesure qu'il se répand à l'extérieur.

En enlevant à la pince la membrane qui environne l'orifice, on la trouve adhérente à du tissu sous-jacent. Si l'on arrache et si l'on continue à tirer en s'éloignant de l'orifice, on sent que la résistance disparaît, puis, qu'une nouvelle adhérence se présente. En continuant, il est facile de constater que la membrane-limite donne inser-

---

[1] LEYDIG. *Traité d'histologie comparée de l'homme et des animaux*, trad. en franç. par R. Lahillonne. Paris.

tion à des assises successives du tissu de la glande. Lorsque la membrane a été délicatement enlevée, l'examen à l'œil nu ou à la loupe permet de reconnaître que la glande est formée de lamelles légères et ondulées qui laissent entre elles des espaces de forme variable. Pour faciliter la description, nous appellerons les lamelles : *trabécules*, et les espaces : *aréoles* (pl. I, fig. 2, 10, 12, *t*, *a*).

La marche que nous avons suivie dans la dissection montre que les trabécules, au contact de l'orifice, sont très courts, formant en ce point une sorte de cupule où l'orifice remplacerait l'opercule. Puis, les trabécules vont grandissant à mesure que l'on marche vers une partie plus dilatée de la glande (pl. I, fig. 2).

Les lamelles s'anastomosent, s'entre-croisent dans diverses directions et sont en connexion étroite les unes avec les autres. Si l'on enlève avec la pince successivement les trabécules qui se présentent, on peut s'assurer qu'ils affectent une disposition concentrique, et, comme ils vont grandissant de l'orifice vers la partie la plus dilatée de la glande, ils forment ces cupules concentriques à concavité regardant l'orifice.

Au point où la glande présente sa plus grande largeur, ils deviennent plus ou moins plans ; à partir de ce point, ils sont concaves en arrière.

A mesure que l'on s'enfonce dans l'intérieur de la glande, on voit les trabécules, d'abord fortement colorés en noir, devenir de couleur de moins en moins intense, passant au brun-noir, puis au brun-clair, puis, par tous les intermédiaires, à une teinte blanchâtre (pl. I, fig. 2, *zf*).

Si l'on considère ces deux extrêmes de coloration, on peut considérer à la glande deux parties : l'une périphérique noire, l'autre centrale blanchâtre. A la loupe, cette dernière portion se présente comme une masse appliquée contre la paroi postérieure de la glande, dont elle occupe le tiers inférieur. Nous ne pouvons mieux la comparer qu'à un cône oblique à sommet dirigé en haut.

Ce sommet est formé par le tissu blanc et, à mesure que l'on descend vers la base, on voit le tissu se charger de pigment et passer insensiblement aux trabécules noirs périphériques.

Les aréoles, circonscrites par ces prolongements, sont irrégulières et variables de forme et d'étendue selon le point occupé. Arrondies et peu développées dans la zone incolore, elles s'allongent, deviennent irrégulières et anfractueuses, conservant cependant, comme

le trabécule, la disposition concentrique que nous avons déjà
signalée.

Elles sont incomplètement closes, d'où il suit qu'elles communiquent entre elles, et qu'un liquide injecté dans l'une d'elles passe de
proche en proche dans les autres.

Ces observations microtomiques nous amènent à prendre une idée
exacte de la texture de la glande. Elle présente deux centres : l'un
où les trabécules se forment (*zone centrale, zone formatrice*) ; l'autre
où les trabécules réduits viennent disparaître (*orifice de la glande*).
Entre ces deux extrêmes se développent les trabécules sécrétants,
chargés de pigment (*zone noire périphérique*).

L'examen histologique permet de confirmer ces données premières. Pour arriver à ce but, il faut faire des coupes tant longitudinales que transversales de l'organe. Voici la méthode qui nous a
donné les meilleurs résultats. La poche prise sur l'animal vivant est
placée dans une solution légère de gomme arabique dans l'eau de
mer ; après un temps suffisant elle est plongée dans l'alcool absolu.
De cette façon les éléments sont fixés et l'encre prend une consistance convenable pour présenter, après inclusion dans la paraffine,
une masse que le rasoir coupe facilement. De plus, l'encre n'est plus
miscible à l'eau, ce qui est un point essentiel dans ces recherches.

Une coupe longitudinale dirigée, selon le plan médian d'avant en
arrière, montre que la glande est limitée par une paroi complète et
permet de reconnaître les deux zones de la glande. Sur une semblable préparation, la *zone formatrice* se montre composée de trabécules
peu développés, serrés les uns contre les autres ; son sommet se présente comme une masse creusée d'aréoles très aplaties qui vont di-
minuant d'étendue jusqu'à une faible distance du point le plus élevé,
où elles disparaissent complètement. De la paroi postérieure de la
glande se détachent des trabécules épais qui ne tardent pas à se ramifier en une série de lamelles plus fines marchant vers la paroi antérieure sur laquelle ils s'insèrent. On observe facilement le peu de
développement des trabécules au-dessous de l'orifice et leur concavité antérieure, puis l'on peut suivre la manière dont les trabécules
s'étalent et deviennent insensiblement concaves en arrière, à mesure
que l'on considère une portion plus inférieure de la glande, se rétrécissant enfin pour embrasser la zone formatrice (pl. I, fig. 2).

L'étude de la distribution vasculaire permet d'expliquer cette disposition arborescente irrégulière.

Une série de coupes transversales permet de bien saisir la forme conique à sommet supérieur de la *zone formatrice* et la disposition concentrique des trabécules.

Enfin, si l'on place sous le microscope un trabécule étalé, on peut constater les nombreux orifices qui font communiquer les aréoles entre elles et permettent au liquide sécrété dans les différents points une marche sinueuse à travers les aréoles pour gagner ainsi la membrane qui limite la glande.

Si l'on fait abstraction des anastomoses qui relient les lamelles entre elles, on peut considérer chaque trabécule comme contribuant à former la paroi de deux cavités : l'une supérieure, limitée en haut par le trabécule immédiatement supérieur et latéralement par les segments de paroi qui séparent l'insertion des deux trabécules ; l'autre inférieure, limitée de la même façon. La glande se présente ainsi comme formée schématiquement par une série de cavités, communiquant largement entre elles : la plus profonde limitant la zone formatrice, la plus superficielle laissant échapper l'encre dans la vésicule par l'orifice même de la glande, les moyennes présidant à la sécrétion du pigment.

La cellule sécrétante.

La partie véritablement fondamentale de la glande est la cellule sécrétante qui préside à la formation du noir. Pour arriver à bien connaître cette cellule, il faut avoir recours à des dissociations successives portant sur des portions de parenchyme de plus en plus avancées en développement.

Une dissection attentive sous la loupe permet de mettre à nu sans aucune difficulté les diverses parties qui vont nous occuper successivement.

Si l'on détruit un à un les trabécules périphériques, on met à nu la zone formatrice. Il est facile alors de saisir et de détacher le sommet de la pyramide formée par cette zone ; c'est là que nous avons signalé la masse cellulaire qui constitue le centre de formation des trabécules.

En dissociant[1] la parcelle de tissu ainsi obtenue, on voit la préparation couverte de cellules cylindriques allongées. Ces cellules rappel-

---

[1] Un séjour de vingt-quatre heures d'une poche fraîche dans l'alcool au tiers rend très facile cette dissociation.

lent, à un grossissement moyen, les cellules épithéliales cylindriques de beaucoup de muqueuses (pl. IV, fig. 10, *a*).

Elles ont la forme de rectangles allongés, atténués à une extrémité, élargis légèrement à l'autre. Elles contiennent un noyau volumineux qui devient très apparent par l'action des matières colorantes (picrocarminate d'ammoniaque, hématoxyline, bleu d'aniline). Ce noyau occupe l'extrémité atténuée de la cellule, et il est aisé de rencontrer dans la préparation des cellules encore adhérentes au tissu qui les soutenait et de constater ainsi que cette extrémité rétrécie est celle qui correspond à la partie fixée de l'élément.

A un fort grossissement, la cellule se montre divisée en deux parties : l'une beaucoup plus élargie, l'autre qui contient le noyau. La première se colore en jaunâtre par le picrocarmin; elle semble constituée par un liquide hyalin limité du côté du noyau par une ligne peu apparente, légèrement concave et granuleuse. — La seconde partie est remplie d'un protoplasma à granulations multiples qui s'oppose ainsi nettement au liquide transparent de la première partie.

Le noyau est ovalaire, allongé selon l'axe de la cellule et présente un très grand développement. Il est nettement limité par un contour plus foncé. On observe dans sa masse de nombreuses granulations et ordinairement un ou deux nucléoles brillants.

Cette division de la cellule en deux masses distinctes m'avait fait songer à rechercher si elles ne présentaient pas les caractères de cellules caliciformes; l'absence d'orifice permettant au produit sécrété de passer à l'extérieur m'a éloigné de cette pensée première. Du reste, les observations sur la cellule plus âgée écartent l'idée d'un liquide s'échappant de la cellule pour constituer une sécrétion continuelle.

A côté de ces cellules, on peut en observer quelques-unes contenant des granulations noires, éparses, mais qui partout présentent une disposition identique. C'est, en effet, dans la partie de la masse transparente, qui confine au bord concave, que ces granulations forment une sorte de ligne plus sombre et très évidente. A un fort grossissement, on reconnaît qu'il y a en ce point une série de corpuscules d'une ténuité extrême et d'une teinte noire intense (pl. IV, fig. 10 *b*).

Une dissociation portant sur une portion plus ancienne de la glande présente des éléments différents.

Ce ne sont plus des cellules cylindriques, mais des cellules divi-
sées par deux étranglements en trois parties distinctes : l'une, médiane, qui contient le noyau ; une seconde, inférieure, qui prolonge
la précédente en une queue plus ou moins grêle ; une troisième,
supérieure, d'une teinte noir foncé, qui surmonte le tout. Cet ensemble constitue une figure particulière et caractéristique (pl. IV,
fig. 10, c).

La masse pigmentée qui surmonte la cellule a une forme ovalaire ;
il est facile de voir qu'elle est limitée en dehors par la membrane
périphérique de la cellule, et du côté du noyau par une ligne plus
ou moins courbe qui sépare nettement la partie noire, du noyau
situé au-dessous. Le contenu de cette première portion est formé
des corpuscules noirs que j'ai signalés tout à l'heure, mais ils sont ici
extrêmement serrés et constituent une masse pigmentée épaisse et
noire. On peut remarquer que la quantité des corpuscules varie selon
les cellules observées, et qu'à côté de cellules à pigmentation com-
pacte on en observe d'autres qui ne contiennent que quelques granulations éparses. Dans ce dernier cas, c'est sur la ligne qui sépare
les deux portions pigmentaire et nucléaire que la condensation du
pigment est la plus forte.

La partie moyenne arrondie et la partie inférieure effilée constituent le corps cellulaire proprement dit par rapport à la partie précédente, qui semble un réservoir pour le pigment. Le protoplasma
présente la plus grande analogie avec celui que nous avons signalé
autour du noyau des cellules cylindriques : de nombreuses granulations se montrent dans sa masse.

Le noyau est nettement limité ; il est très volumineux et granuleux. Dans la plupart des cas, il présente dans son intérieur une condensation du protoplasma en deux, trois ou quatre masses arrondies
autour d'un nombre correspondant de nucléoles brillants. D'autres
noyaux n'ont qu'un seul nucléole ; le nombre deux et le nombre
trois sont les plus fréquents, jamais je n'en ai observé plus de
quatre.

Au-dessous de ce noyau la cellule est étirée en pointe plus ou
moins obtuse remplie de protoplasma granuleux.

Si nous comparons ce second type de cellules à celui observé précédemment, nous voyons que tous deux présentent les liens les plus
étroits. La masse hyaline de la cellule cylindrique s'est remplie de
granulations pigmentaires, la partie qui contient le noyau s'est allon-

gée et déformée, mais l'ensemble présente une disposition générale semblable et identique.

Lorsqu'on s'enfonce dans la zone noire, on voit apparaître des éléments qui, pour l'extérieur, diffèrent encore des précédents : on y remarque deux formes diverses (pl. IV, fig. 10, d, e).

La première forme rappelle beaucoup les cellules pigmentées que que nous venons de décrire, mais la calotte de pigment s'est considérablement accrue ; elle forme une masse noire plus large que la région nucléaire et qui envoie deux prolongements latéraux descendant de chaque côté du noyau. Cette masse est extrêmement foncée, mais cependant elle présente son maximum d'épaisseur au contact du noyau et sur son bord libre opposé (pl. IV, fig. 10, d).

Le noyau est tout à fait analogue à celui que nous venons de décrire, mais le protoplasma cellulaire présente dans son intérieur quelques granulations pigmentaires extrêmement ténues.

La seconde forme présente tous les caractères des cellules précédentes, moins la masse pigmentée terminale ; il est facile de constater sur des lambeaux que c'est de cette façon que doivent être interprétés les éléments qui nous occupent. Tantôt pyriformes, tantôt fusiformes ou arrondies, ces cellules contiennent un nombre de granulations pigmentaires beaucoup plus considérable. Ces granulations, réduites dans la forme précédente à quelques points noirs très espacés, sont ici au contraire nombreuses et serrées au point de ne plus laisser reconnaître la masse nucléaire centrale. Entre ces extrêmes on observe tous les intermédiaires. Le noyau qui se colore vivement est arrondi et volumineux : les condensations nucléolaires ne sont plus appréciables dans son intérieur (pl. IV, fig. 10, e).

Enfin, si l'on prend l'encre contenue dans les aréoles de la glande, on peut y constater les éléments suivants :

Les masses noires pigmentées des cellules sécrétantes ;

Les cellules chargées de granulations noires ;

Des noyaux entourés de granulations plus ou moins nombreuses ;

Un nombre incalculable de granulations éparses.

Les masses pigmentées sont plus ou moins largement ouvertes. Quant aux cellules, elles sont en voie plus ou moins complète de dégénérescence ; leur membrane déchirée laisse échapper le pigment ; mais le noyau persiste avec ses caractères. Cette résistance du noyau explique la présence de masses nucléaires libres au milieu des granulations pigmentaires (pl. IV, fig. 10, f).

Le trabécule.

Comment les cellules sécrétantes se réunissent-elles et forment-elles le tissu de la glande ?

L'étude de la constitution du *trabécule* nous permet de répondre à cette question, mais il faut suivre ici la marche indiquée pour l'étude de l'élément sécréteur, du centre de la zone formatrice vers la périphérie de la zone noire.

Vers le sommet de la zone claire on trouve une masse complètement homogène formée de cellules épithéliales affectant une disposition en strates superposées ; à mesure que l'on s'éloigne de ce point on voit que certaines cellules ont disparu et ont formé par dégénérescence des cavités anfractueuses irrégulières, limitées par des cellules permanentes. Des travées conjonctives ne tardent pas à s'étendre au pourtour de ces alvéoles primitives et forment des cloisons légères entre les deux rangs de cellules qui ont seuls persisté comme paroi de deux alvéoles adjacentes ; les trabécules sont dès lors constitués. Plus bas, on voit que les trabécules se sont développés et constituent des sortes de valvules irrégulières. Pris en particulier, chaque trabécule est ramifié, envoyant des lamelles secondaires repliées et contournées sur elles-mêmes. L'ensemble se montre formé par ces lames et lamelles comprimées et serrées l'une contre l'autre et limitant des aréoles de forme irrégulière et dont la lumière est à peine indiquée (pl. I, fig. 2, *x*; pl. IV, fig. 1, *b*, *a*).

Sur une coupe très mince, on reconnaît à la surface des trabécules de la zone formatrice les cellules cylindriques non pigmentées, que la dissociation nous a permis d'étudier avec détail.

Les cellules sont étroitement appliquées l'une contre l'autre, répondant à la travée conjonctive par l'extrémité qui contient le noyau et tournant l'extrémité hyaline du côté de l'aréole (pl. IV, fig. 2 et fig. 3).

A mesure que l'on s'éloigne de ce premier centre de formation, on voit les valvules s'allonger, marcher à la rencontre des valvules voisines, se réunir à elles pour former les trabécules (pl. I, fig. 2, 10, 12).

Le tissu conjonctif qui forme le centre de ces trabécules conserve partout son caractère primitif, mais la couche épithéliale change d'aspect.

Les cellules se pigmentent insensiblement et l'on peut suivre leurs modifications successives sur les trabécules superposés. On voit alors que les cellules surmontées de la masse pigmentaire ne sont qu'une simple modification des précédentes. Il est facile de comprendre comment des éléments pyriformes dérivent d'éléments rectangulaires. L'observation montre que deux cellules voisines ne se correspondent pas noyau à noyau, mais que le noyau d'une des cellules est situé au-dessus de l'extrémité effilée de la précédente. De cette façon, chaque cellule a pu développer sa partie centrale nucléaire, mais sa partie adhérente comprimée s'est réduite. L'absence de granulations pigmentaires dans les aréoles combat l'idée d'une disposition en calice de ces cellules (pl. IV, fig. 4 et 5).

A partir de ce point, les trabécules présentent les cellules avec la masse pigmentée très développée. Ces cellules sont disposées sur un rang et l'on peut observer dans les alvéoles la présence de pigment provenant de la rupture de l'extrémité renflée des cellules (pl. IV, fig. 6, 7 et 8).

Enfin, les cellules se pigmentent elles-mêmes et le trabécule est limité par ces cellules chargées de pigment. Si l'on pousse plus loin l'examen, on voit le trabécule après la chute des cellules réduit à sa travée conjonctive centrale, et l'on peut suivre les modifications insensibles que subissent les faisceaux, jusqu'au moment où ils disparaissent à leur tour devant les trabécules jeunes, qui les poussent continuellement du côté de l'orifice.

Si nous résumons les connaissances acquises dans cet examen successif, nous voyons que les trabécules naissent au sommet de la zone claire et marchent vers l'orifice où ils se détruisent. Pendant ce développement, les cellules qui forment l'épithélium d'un trabécule sont d'abord cellules sécrétantes, munies d'une portion spéciale où elles réunissent le pigment qu'elles sécrètent; l'activité sécrétante cesse, le produit tombe dans l'aréole, puis la cellule meurt tout entière par accumulation du pigment dans son plasma.

La paroi.

La paroi de la poche du noir se compose :

D'une *enveloppe commune périphérique* qui sert de support à la glande et contribue à renforcer la paroi du réservoir;

De *deux membranes propres* dont l'une forme la *capsule de la glande* et dont l'autre limite la vésicule tant dans sa partie dilatée que dans sa portion rétrécie en canal : *paroi propre de la vésicule.*

L'*enveloppe commune* épaisse peut se subdiviser en deux *tuniques,
externe* et *moyenne,* de la paroi. Les membranes propres constituent
la *tunique interne* de la poche du noir.

La glande, adhérente seulement par une de ses faces, ne présente qu'en ce point des rapports directs avec les deux tuniques de
l'enveloppe commune ; dans toute la région libre, elle est réduite à
la tunique interne doublée par la tunique propre de la vésicule. De
même, ce n'est qu'au contact de la glande que la paroi de la vésicule
est réduite à sa tunique propre ; partout ailleurs, elle affecte avec la
paroi commune les rapports les plus étroits.

La structure histologique de ces tuniques superposées est assez
complexe pour mériter quelques développements ; je commencerai
par l'étude des membranes propres ; la description de la membrane
commune sera ainsi rendue plus simple et plus facile à saisir dans
ses dispositions particulières.

La tunique interne.

A. *Capsule de la glande.* — La capsule enveloppe complètement la
glande. Elle est unie au point d'adhérence de la glande d'une manière intime avec la paroi commune. De cette manière les deux membranes se confondent presque pour n'en constituer qu'une seule à
ce niveau, où elles se trouvent en rapport direct.

Elle est formée par des faisceaux conjonctifs lâches et entre-croisés,
parsemés de noyaux nombreux. Ces noyaux sont surtout abondants
sur la face interne, c'est-à-dire au contact de l'épithélium. Des fibres
musculaires lisses en faisceaux souvent très réduits coupent dans
divers sens la trame conjonctive.

Cette capsule ainsi constituée envoie de nombreux prolongements
que nous avons mentionnés précédemment et qui forment la char-
pente des trabécules glandulaires. Leur texture est identique à celle
de la capsule elle-même.

Cette couche est criblée d'ouvertures artérielles et veineuses qui
présentent sur une coupe leur calibre béant avec les noyaux saillants
de l'endothélium. C'est, en effet, dans cette couche que se ramifient
les vaisseaux destinés à la glande.

La capsule et ses prolongements servent de support aux éléments
sécréteurs qui constituent l'épithélium de cette membrane propre.

Les détails dans lesquels je suis entré sur cet épithélium en m'occupant de la glande me permettent de me borner ici à cette simple mention.

B. *Paroi propre de la vésicule.* — Cette paroi présente des caractères essentiellement différents selon le point où on l'étudie. En effet, dans toute la portion dilatée de la vésicule, ainsi que dans la plus grande partie du canal, elle présente un épithélium aplati et pavimenteux, tandis que dans sa portion terminale elle est recouverte par un épithélium cylindrique et supporte les tubes sécréteurs de la glande terminale. Ces deux portions ainsi limitées doivent donc être étudiées à part.

a. *Corps et canal de la vésicule.* — Sur une coupe transversale il est facile de constater que cette tunique envoie dans l'intérieur de la poche de nombreux replis saillants bordés par un liséré noir intense. Ces replis sont des valvules qui s'avancent dans l'intérieur de la vésicule, mais en conservant toujours de faibles dimensions. Elles sont ordinairement simples, quelques-unes sont bilobées, d'autres se terminent par une série de petites éminences (pl. V, fig. 4, *b*).

L'examen microscopique montre que l'intérieur de chacun de ces replis est formé par un tissu conjonctif lâche et tout à fait analogue à celui qui constitue la capsule de la glande. Une couche commune de tissu conjonctif relie la base de toutes ces saillies et complète ainsi la tunique interne.

Toutes ces saillies sont tapissées par un épithélium particulier et bien différent de l'épithélium sécrétant de la glande. Pour pouvoir saisir sa texture exacte, il faut fixer les éléments en place avant d'ouvrir et de laver le poche. En effet, si l'on prend une poche sur un animal vivant et si, après l'avoir ouverte, on fait disparaître, par un lavage même le plus léger, le noir contenu, on enlève presque à coup sûr l'épithélium dont nous parlons. L'examen microscopique ne montre alors, après coloration, que des noyaux qui ne sont autres que ceux du tissu conjonctif limite.

La fixation par l'alcool absolu ou l'acide osmique permet de reconnaître que cet épithélium est pavimenteux. Il est formé de cellules fortement pigmentées, et rappelant tout à fait celui qui tapisse la rétine chez l'homme.

Les cellules sont polygonales, à six côtés plus ou moins irréguliers, et sont étroitement appliquées les unes contre les autres. Elles forment ainsi un revêtement continu. Elles sont limitées par une ligne transparente et présentent à leur intérieur de nombreuses granulations pigmentaires qui sont surtout accumulées sur certains points, et un espace clair, arrondi ou plus ou moins allongé, occupant une position centrale ou voisine du centre. Cet espace ne se colore que très faiblement par le picrocarminate ; il m'a semblé correspondre au noyau de la cellule. C'est sur une de ses faces que se remarque ordinairement une condensation de pigment (pl. V, fig. 1, *a ;* fig. 2, *b*).

b. *Glande terminale.* — Les diverses saillies ou enfoncements sont constitués par la trame conjonctive, sur la texture de laquelle j'ai déjà insisté et qui sert de support à la couche épithéliale propre (pl. V, fig. 3).

Cet épithélium est formé de cellules cylindriques peu allongées, qui se correspondent exactement et forment un revêtement continu. Ces cellules ont un protoplasma finement granuleux, et un gros noyau rapproché de l'extrémité adhérente. Cet épithélium est essentiellement distinct, comme disposition, au microscope, de l'épithélium sécrétant de la glande du noir et de l'épithélium pavimenteux de la vésicule (pl. V, fig. 4).

C'est au niveau de la première portion rétrécie que se trouvent les culs-de-sac glandulaires dont l'ensemble constitue pour nous la *glande terminale.* A ce niveau, la couche conjonctive prend un accroissement considérable en épaisseur et forme une masse choriale dans laquelle plongent les culs-de-sac. C'est sur une série de coupes pratiquées à ce niveau qu'il faut prendre une idée exacte de la disposition de ces parties (pl. V, fig. 3, *gt*, et fig. 4).

Sur de pareilles coupes, on voit très bien la disposition des replis qui font saillie à l'intérieur du canal. C'est de l'extrémité de ces replis que partent les culs-de-sac qui décrivent au milieu du stroma conjonctif une marche sinueuse et sont rencontrés par la coupe en différents points de leur trajet. Ces culs-de-sac couvrent toute la partie de la paroi opposée au rectum et disparaissent complètement sur toute la partie qui est en rapport avec cet organe. La coupe des tubes montre que leur forme est arrondie et que leur calibre est de grandeur variable. La présence de pigment noir dans ceux qui présentent le plus grand développement permet de supposer que le noir venant de la vésicule a pu pénétrer dans leur intérieur. En effet, à un fort grossissement on observe que les cellules épithéliales ne contiennent pas de granulations pigmentées, et il est probable que ces cellules ne donnent pas naissance aux granulations qui les recouvrent dans certains points. Du reste, les conduits plus ténus ne montrent jamais de traces de pigment. L'épithélium qui tapisse les tubes présente une grande analogie avec celui de la paroi; la matière qui remplit la cavité centrale est transparente et prend par le picro-carminate une teinte jaunâtre. Il est à remarquer que l'extrémité de la cellule qui regarde cette cavité centrale prend la même teinte avec ce réactif (pl. V, fig. 4).

Je finis, avec l'étude de la glande terminale, l'exposé de la texture de la tunique interne observée dans les différents points de la paroi de la poche du noir. En résumé, cette tunique est partout formée par une couche conjonctive lâche, parcourue par quelques fibres musculaires lisses, et par un épithélium qui présente trois formes bien différentes :

1° Epithélium cylindrique pigmenté de la glande du noir ;

2° Epithélium polygonal pavimenteux de la vésicule ;

3° Epithélium cylindrique muqueux de la glande anale et de ses annexes[1].

Les tuniques moyenne et externe. L'enveloppe commune.

L'enveloppe commune se compose de deux tuniques superposées :

1. La tunique moyenne, qui est elle-même formée de dedans en dehors :

a. D'une couche d'un tissu particulier qui donne à la poche ses reflets argentés ;

b. D'une couche musculaire.

2. La tunique externe, qui est essentiellement formée de faisceaux conjonctifs lâches. Elle contient de nombreuses cellules conjonctives et présente de nombreux faisceaux dirigés vers l'extérieur. Cette surface est rattachée à la couche superficielle qui limite le sac par ces tractus nombreux que l'on déchire pour dégager la poche. Cette tunique est donc sans importance au point de vue de la texture et je me borne à ces quelques données histologiques (pl. V, fig. 1, f).

a. Cette couche est une des plus intéressantes de la paroi. Sa texture est, en effet, des plus particulières et mérite une étude appro-

[1] Voir, pour les rapports de ces épithéliums, le schéma donné dans la figure 2, I, a, b, c.

fondie. Elle correspond à la couche qui donne à la peau ses reflets
argentés ou dorés et qui a reçu des auteurs qui l'ont étudiée le nom
de *couche des paillettes* (pl. V, fig. 1, *c*).

C'est Brücke [1] qui signale le premier dans la peau des Céphalopodes le siège précis de ces reflets brillants qui, par les modifications
de leur éclat, complètent le jeu des chromatophores. Il le plaça dans
une couche formée par une multitude de petits bâtonnets ou paillettes sur lesquels la lumière se réfléchit dans des directions
diverses et produit ces irisations si vives et si variées.

Müller [2] complèta ces premières données ; il signala la présence des
paillettes dans plusieurs organes des Céphalopodes et complèta la
théorie des phénomènes optiques observés. Fr. Boll confirma les
idées de Müller dans son étude sur la peau des Céphalopodes.

Ce fut Hensen [3] qui s'occupa de cette couche avec le plus de développement. Dans son travail si remarquable sur l'œil des animaux
qui nous occupent, il consacra plusieurs pages à la *couche argentine*
qui présente les mêmes reflets irisés et fut amené aux résultats suivants, qu'il confirma par ses recherches sur la peau de la Seiche et
du Calmar : « Pour moi, je ne puis me ranger à l'opinion de Müller
qui considère ces paillettes comme dues à la transformation de cellules nuciéées, parce que je ne puis voir dans chaque paillette une véritable cellule modifiée. Ces paillettes sont trop homogènes, trop aplaties
et trop nombreuses pour autoriser une semblable interprétation. J'ai
essayé en vain de découvrir des caractères certains de cellules. Mes
recherches m'amènent à penser que ces paillettes se forment librement
dans un blastème ou un protoplasma libre. Je crois que ces plaques
ne pourraient jamais être aussi aplaties si elles étaient primitivement
des cellules, parce qu'il resterait des vestiges de leur contenu primitif. »

Dans leur travail sur la poche du noir, MM. Desfosses et Variot
se sont bornés à signaler cette couche comme « *de nature élastique*... la direction des fibres élastiques semble parallèle à l'axe du
canal ».

[1] BRÜCKE, *Vergleichende Bemerkungen über Farben und Farbenwechsel bei den Cephalopoden und Chaméléonen* (*Sitzungsberichte d. Wiener Akad. Math. Naturwiss.
Kl.*, 1852, t. VIII, p. 195-200).

[2] H. MÜLLER, *Zeitschrift für wiss. Zoologie*, 1853, t. IV, p. 337.

[3] V. HENSEN, *Ueber das Auge einiger Cephalopoden* (*Zeitschrift f. wiss. Zool.*, 1865,
t. XV, p. 164).

Sur des coupes soit transversales, soit longitudinales, cette couche se présente avec un aspect tout à fait particulier. Sa coloration jaune par le picro-carminate semble autoriser une identification avec le tissu élastique des Vertébrés. Cependant, à un fort grossissement, on s'aperçoit qu'au lieu de fibres allongées, ondulées, à double contour, on a devant les yeux un tissu formé par une multitude de petits corpuscules allongés présentant, ainsi que le fait remarquer Hensen, un aspect comparable à celui de globules sanguins vus de côté. Ce sont des petits bâtonnets plus ou moins effilés, des paillettes présentant à peu près toutes la même longueur, et qui forment la masse du tissu. Dans une préparation colorée au carmin on peut observer de loin en loin, au milieu des paillettes, des masses arrondies colorées en rouge et qui rappellent, par leur forme et leur dimension, celle de noyaux cellulaires. Cette étude par les coupes ne peut donner qu'une idée bien générale de la couche que j'étudie en ce moment ; il faut recourir aux dissociations pour se faire une idée nette et précise de la texture de cette couche. Après un séjour de vingt-quatre heures dans l'alcool au tiers ou le sérum iodé, la paroi se laisse facilement dissocier, et une parcelle de cette couche peut être séparée et dissociée à son tour dans le picro-carminate. Dans la préparation ainsi obtenue, on voit une série de plaques couvertes des paillettes que nous avons mentionnées ; ces plaques sont tantôt arrondies, tantôt ovalaires-allongées et présentent, dans leur centre ou dans un point voisin, un noyau très apparent coloré par le carmin, et qui se détache sur la coloration jaune que montre l'ensemble de la plaque.

Il est, de cette façon, très facile de se rendre compte de la nature de cette couche, car on a devant les yeux de véritables cellules, tout à fait particulières, il est vrai, mais qui présentent un noyau central très évident (pl. V, fig. 2, e, f, g).

Ces cellules sont munies d'une membrane, et cette membrane est tapissée par les bâtonnets. Le protoplasma contient un grand nombre de ces paillettes, et il est facile d'observer que ces dernières sont groupées de préférence au pourtour du noyau qui semble un centre de formation (pl. V, fig. 2, g).

En parcourant le champ de la préparation, on voit certaines cellules dont la membrane est restée presque entièrement transparente, et qui présentent autour du noyau des séries de paillettes divergentes simulant des palissades de pointes dirigées vers l'extérieur. C'est là une première formation. Des assises successives se forment autour de ce premier centre et finissent par envahir complètement le protoplasma cellulaire.

Ces cellules ont la forme de lames aplaties; en effet, la moindre modification dans la position de l'objectif les rend invisibles ; du reste, on aperçoit souvent sur la préparation des cellules vues de côté, et l'on peut reconnaître deux lames effilées s'éloignant du noyau central (pl. V, fig. 2, *e*).

A côté de ces cellules nettement distinctes, on observe des groupes de paillettes identiques à celles contenues dans les cellules, et je crois pouvoir affirmer que les cellules finissent par se désorganiser complètement et à mettre en liberté les bâtonnets contenus.

Ces observations amènent à des conclusions tout à fait opposées à celles de Hensen. Du reste, les recherches de M. Pouchet sur les éléments qui donnent aux Poissons, aux Batraciens et aux Reptiles, ces reflets irisés et chatoyants confirment pleinement mes observations, et ces cellules particulières appartiennent au groupe des éléments qu'il comprend sous le nom d'*iridocystes* : « cellules appartenant à la famille des éléments du tissu lamineux, et dans le corps desquelles apparaissent des parties solides produisant tantôt une irisation véritable avec ou sans effets métalliques, tantôt une coloration bleue uniforme ».

b. La couche musculaire est formée par des fibres lisses, réunies en faisceaux volumineux. Ces faisceaux présentent deux directions opposées : les uns sont dirigés selon l'axe de la poche : les autres au contraire, sont transversaux. Les faisceaux se groupent de manière à constituer autour de la vésicule un double plan musculaire : l'un interne longitudinal, l'autre externe transversal. Une coupe transversale permet de bien saisir cette disposition et l'épaisseur relative de ces deux plans superposés; mais on peut constater en même temps la direction plus ou moins oblique de certains faisceaux qui semblent former des ponts reliant les groupes de fibres de direction opposée (pl. V, fig. 4, *d*, *e*).

Les fibres musculaires sont allongées avec un noyau très volumineux; on n'observe pas la moindre apparence de striation dans leur intérieur, des granulations éparses sont seules visibles dans le protoplasma (pl. V, fig. 2, *a*).

La *tunique moyenne*, ainsi constituée par la *couche des paillettes* et la *couche musculaire*, présente des différences essentielles, selon le point où on l'examine.

Dans un point moyen par exemple, immédiatement au-dessus de la glande, les deux plans musculaires présentent à peu près la même épaisseur, et la couche des paillettes est continue. Cette dernière constitue un véritable cordon appliqué contre la tunique interne, envoyant des prolongements déliés qui s'enfoncent entre les faisceaux musculaires et contribuent avec les fibres conjonctives à limiter ces faisceaux. Ici la couche des paillettes semble joindre, à son rôle purement extérieur consistant à donner à la poche sa teinte irisée métallique, un rôle de soutien comparable à celui des bandes aponé-vrotiques que l'on rencontre chez les Vertébrés.

Au niveau de la glande, sur la face où cette dernière adhère à la paroi, la couche des paillettes se réduit beaucoup et les faisceaux musculaires s'enchevêtrent et forment par leur intrication un ensemble où il est difficile de reconnaître une prédominance dans telle ou telle direction.

La portion de paroi qui se trouve vis-à-vis la glande présente une véritable nodosité que l'examen à l'œil nu permet de reconnaître facilement. Sur la coupe, cette nodosité se montre constituée par une masse musculaire à faisceaux entrelacés dans tous les sens, et par un épaississement de la couche des paillettes qui envoie des prolongements ramifiés multiples au milieu de la masse musculaire (fig. 2, *na*).

Le conduit présente la structure régulière : les faisceaux musculaires sont bien développés, et la couche argentée régulièrement disposée au pourtour de la lumière du canal.

La portion qui doit surtout attirer notre attention est la partie terminale de la poche dans le rectum.

A mesure que l'on approche de ce point extrême, la couche des paillettes perd de son épaisseur, et au premier rétrécissement elle se trouve réduite à quelques noyaux espacés qui finissent par disparaître à leur tour. Au contraire, la couche musculaire prend un accroissement considérable ; c'est sur le plan transversal que ce développement s'effectue.

Les fibres longitudinales se réduisent en effet en approchant de ce point, et ne sont plus constituées que par quelques faisceaux espacés lorsqu'elles atteignent la glande anale et l'orifice extérieur (fig. 8).

Les fibres transversales forment, au contraire, un manchon épais qui présente lui-même deux épaississements : l'un au niveau de la glande anale, l'autre au point où la poche s'ouvre dans le rectum, c'est-à-dire dans le corps même de la papille. Cette disposition montre que la terminaison de la poche porte deux sphincters musculaires, et ces sphincters se trouvent aux points mêmes où des replis de a couche interne font saillie dans le canal et réduisent considérablement sa lumière. Cette disposition permet une fermeture complète de la poche et empêche la sécrétion de se répandre à l'extérieur. Je reviendrai sur ces points en traitant de la physiologie, mais la présence de ces deux sphincters et la terminaison insensible des fibres musculaires longitudinales sont deux points importants sur lesquels j'appelle l'attention, parce qu'ils nous serviront à expliquer certains détails de l'excrétion du noir (fig. 8).

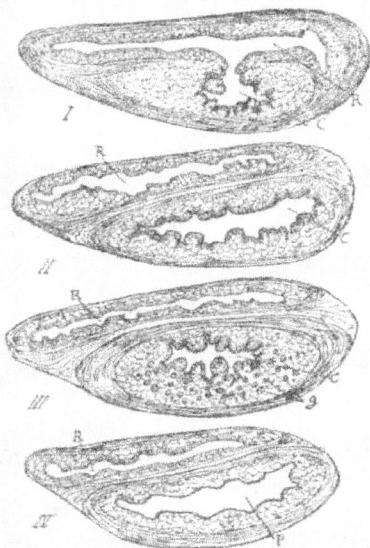

Fig. 8. — Coupes de la région terminale du canal du noir : I, au point d'abouchement dans le rectum ; II, au niveau de l'ampoule terminale ; III, au rétrécissement glandulaire ; IV, au-dessous de ce rétrécissement ; R, rectum ; C, parties présentant l'épithélium cylindrique ; P, partie présentant l'épithélium pavimenteux ; g, glande terminale.

Les terminaisons vasculaires.

L'étude de la texture de la poche doit être complétée par l'observation de la manière dont se comportent les vaisseaux à leur terminaison, tant dans la paroi que dans les trabécules glandulaires. Les injections de masses transparentes au carmin et au bleu soluble permettent de suivre facilement cette distribution ultime.

Dans la paroi de la vésicule, il est facile de saisir entre les terminaisons veineuses et artérielles un réseau capillaire très riche formé de vaisseaux contournés sur eux-mêmes, anastomosés, mais conservant toujours une forme arrondie et nettement limitée. Du reste, la présence de noyaux dans les parois, l'imprégnation de figures à bords fortement crénelés apparaissant après l'injection du nitrate d'argent, lèvent tous les doutes à cet égard. Ces capillaires forment sur une coupe deux zones distinctes : l'une occupe la tunique propre de la vésicule, au-dessous de l'épithélium pavimenteux qui tapisse sa face interne ; l'autre est confinée en dehors de la membrane argentée, dans les couches musculaires périphériques.

Dans la glande, c'est à l'intérieur d'un trabécule injecté qu'il faut étudier la manière dont se terminent les vaisseaux. Malheureusement, ici la présence du pigment noir rend matériellement impossible l'imprégnation au nitrate d'argent, et, d'autre part, les lésions qu'il faut faire subir à la glande pour faire disparaître le pigment ne permettent plus de songer après un lavage à une imprégnation régulière. Les injections de masses coagulables m'ont permis cependant quelques observations importantes dont je vais décrire les résultats.

Du cercle veineux périphérique et des branches artérielles centrales partent des artérioles et des veinules qui plongent dans le tractus conjonctif des trabécules.

Si l'on soumet à l'examen microscopique un trabécule injecté, on voit que les veinules suivent un trajet à peu près rectiligne, émettant des faisceaux de ramifications latérales ; les artérioles, au contraire, sont tortueuses, se ramifient en dichotomie irrégulière, et donnent un nombre considérable de ramuscules qui se replient sur eux-mêmes, s'entre-croisent et enveloppent la veine sous leurs ondulations sans nombre (pl. III, fig. 6).

Ces veinules et ces artérioles alternent régulièrement : les ramifications artérielles constituent un véritable manchon qui entoure le tronc veineux.

Ces ramifications nettement limitées, arrondies, dans lesquelles l'injection pénètre avec la plus grande facilité, et qui rappellent tout à fait les capillaires de la paroi, ne sont pas les terminaisons dernières des vaisseaux.

En effet, à un fort grossissement on voit que tout l'ensemble précédent est comme enveloppé à son tour dans un réseau à mailles plus ou moins régulières, plus ou moins égales, réseau beaucoup plus superficiel et qui forme, sur les deux faces du trabécule, un champ vasculaire au-dessous de l'épithélium sécrétant.

On voit avec la plus grande facilité les derniers ramuscules des artérioles et des veinules aboutir à ce réseau périphérique.

La figure 9 de la planche IV donne, mieux qu'une description, la représentation exacte d'une portion de ce réseau et de la disposition des artérioles afférentes et des veinules efférentes. La veinule terminale conserve sa direction rectiligne; l'artériole, au contraire, se divise encore avant d'aboutir au réticulum.

Quelle est la nature précise de ce réticulum? Y a-t-il un véritable réseau capillaire ou un système de lacunes périphériques? La régularité assez nette des mailles du réseau, la limitation assez précise des deux bords des ramuscules, me portent à y voir un ensemble de capillaires terminaux.

L'impossibilité de l'imprégnation d'argent m'empêche d'être complètement affirmatif à cet égard, mais je crois pouvoir les comparer à ces réseaux de capillaires qui occupent la plupart des parenchymes glandulaires même chez les Vertébrés supérieurs.

De ces observations il résulte que chaque trabécule présente, dans son tractus conjonctif central, les artérioles et les veinules terminales, et au-dessous de chacune des couches épithéliales qui le limitent un lacis vasculaire extrêmement riche, qui apporte aux éléments périphériques les matériaux qui doivent servir à la formation du pigment.

Je termine ici l'exposé de mes recherches histologiques sur la poche de la *Sepia officinalis*. C'est sur la poche du même animal qu'ont porté les coupes de MM. Desfosses et Variot. En comparant mes observations à celles consignées dans leur mémoire, il est facile de relever au milieu de leur description des lacunes importantes et de constater qu'ils n'ont pas reconnu la capsule propre de la glande; qu'ils ont considéré la surface glandulaire comme uniquement formée de trabécules noirs, ce qui les a conduits à ne pas distinguer les deux zones qui caractérisent l'organe et à ne voir les cellules sécrétantes qu'à un état avancé de leur développement; qu'ils n'ont pas eu connaissance de la glande terminale et n'ont qu'entrevu l'épithélium pavimenteux de la vésicule; qu'ils ont regardé la couche des paillettes comme une couche de fibres élastiques; qu'ils ont complètement négligé la distribution des vaisseaux dans la glande.

Texture comparée chez divers Céphalopodes.

Les dispositions que je viens de signaler dans la texture de la poche du noir de la *Sepia officinalis* se retrouvent, avec leurs caractères fondamentaux, chez tous les autres Dibranchiaux que j'ai pu étudier. Partout le trabécule est constitué de la même manière, partout les cellules présentent des caractères identiques ; les seules différences qui méritent une mention spéciale sont celles que l'on observe dans la direction et l'étendue des deux zones qui constituent la glande.

Ainsi, chez la *Sepia officinalis* l'axe qui part du sommet de la zone formatrice pour aboutir à l'orifice, en passant par le centre des trabécules, est un axe courbe, à concavité supérieure ; il simule la forme d'un fer à cheval à courbure très accentuée et très brusque. La zone formatrice a une forme pyramidale allongée (pl. I, fig. 2, *zf*).

Chez le Calmar la disposition est différente : l'axe qui passe par le sommet de la zone formatrice et l'orifice est rectiligne et correspond exactement au grand axe de la glande. La zone formatrice a encore la forme d'un cône, mais la direction même de l'axe fait que le sommet du cône, au lieu d'être supérieur, est inférieur. Il vient s'enfoncer dans l'angle saillant formé par l'union de la paroi de la vésicule et de la membrane qui limite la glande. Ici le cône est largement évasé et sa base, élargie, regarde directement l'intérieur de la glande.

Ce cône, comme chez la Seiche, est parsemé d'aréoles qui divisent la zone formatrice en bandelettes blanchâtres, premier rudiment des trabécules et dont on peut suivre les modifications insensibles jusqu'aux trabécules noirs de la zone périphérique (pl. I, fig. 4 et 12, *zf*).

Le *Loligo subulata*, l'*Ommastrephes sagittatus*, la *Sepiola Rondeletii*, répondent exactement à cette description.

Chez l'*Octopus vulgaris* on ne trouve plus un cône emboîté pour ainsi dire dans la paroi, comme constituant la zone formatrice, mais un bourgeon épithélial saillant et libre qui se creuse d'aréoles et donne ainsi les trabécules successifs. L'axe de ce bourgeon est légèrement oblique et ne passe pas par l'orifice de la glande ; il faut donc décrire une courbe très légère à concavité postérieure pour passer par ces points. Ici la disposition concentrique des trabécules est très régulière. La couche argentée de la paroi est fort réduite et absente sur plusieurs points (pl. I, fig. 8 et 10, *zf*).

L'*Eledon moschatus* ne présente aucune disposition différente à signaler.

Ces descriptions, qui se rapportent à la poche du noir, doivent être complétées par l'étude de la texture des lobes latéraux de la poche de la Sépiole.

J'ai signalé dans chaque masse latérale :

Un réservoir ; — Une membrane argentée ; — Une glande.

La paroi du réservoir est constituée par un tissu conjonctif formant une membrane mince et transparente.

Cette paroi est doublée, dans sa portion qui répond aux prolongements de la poche, par une membrane d'aspect argenté. L'étude microscopique permet de reconnaître dans cette membrane les iridocystes et les bâtonnets que nous avons signalés dans la paroi ; il semble qu'il y ait en ce point accumulation de ces cellules si particulières et si intéressantes. Elles présentent chez la Sépiole quelques différences avec celles décrites chez la Seiche. Ici ce ne sont plus des bâtonnets plus ou moins perpendiculaires à l'axe et semblent implantés sur le noyau, mais des plaques effilées qui forment des apparences de lignes concentriques et semblent plus développées sur la membrane cellulaire (pl. V, fig. 2, *c*).

La glande se moule sur l'angle dièdre qui la contient. Elle a pour base une sorte de chorion conjonctif qui envoie dans l'intérieur du réservoir une série de tractus simples ou ramifiés qui forment ces saillies allongées et effilées, séparées par des enfoncements correspondants. Toute cette surface irrégulière est tapissée par deux ordres de cellules disposées sur un seul rang. Les unes sont petites, cylindriques, à noyau central, à protoplasma granuleux ; les autres sont d'énormes *cellules caliciformes* (pl. V, fig. 6).

Ces derniers éléments se composent d'une portion adhérente de forme ordinairement semi-lunaire, rarement allongée et qui contient un protoplasma granuleux et un noyau à grand diamètre transversal. Le calice a la forme d'une sphère très régulière et présente un orifice circulaire très nettement limité situé sur le point le plus saillant de la cellule. Cette forme sphérique est souvent plus ou moins altérée par la pression réciproque des éléments et prend un aspect plus ou moins allongé et bosselé (pl. V, fig. 7).

Ces deux sortes de cellules forment le revêtement glandulaire,

2

elles sont disposées sur une seule couche et forment ordinairement
des séries qui alternent entre elles. Les grosses cellules sont surtout
accumulées dans le fond des espaces intermédiaires.

Le liquide sécrété est hyalin et transparent, mais d'une consistance
sirupeuse : c'est une sécrétion muqueuse très nettement accentuée.

PHYSIOLOGIE.

HISTORIQUE.

Il me semble nécessaire de rappeler brièvement les opinions qui
ont été émises sur le rôle physiologique de l'organe qui nous occupe.
Malgré le manque complet de notions précises sur l'histologie de la
poche et sur la composition chimique de la matière sécrétée, les
auteurs n'ont pas hésité à assigner des fonctions que les rapports
anatomiques, les dispositions des parties, leur semblaient démontrer.
De cette façon, l'organe put être considéré soit comme une véritable
vésicule biliaire, soit comme un *organe de dépuration urinaire*.

Monro, observant la poche du noir chez le poulpe et la trouvant
enchâssée complètement dans le foie, crut le premier qu'elle tenait
lieu de vésicule du fiel. Ses recherches sur l'*Ommastrephes*, où la
poche, bien que plus libre, conserve ses rapports directs avec le foie,
confirmèrent ses premières observations. Le noir n'était donc autre
chose que la bile, et par conséquent la bile des Céphalopodes était
un liquide exclusivement excrémentitiel.

Cuvier, tant dans son *Anatomie comparée* que dans ses Mémoires
sur les Mollusques, combattit vivement cette opinion, appuyant ses
arguments sur ses dissections faites sur la Seiche, où « la bourse de
l'encre est située dans le fond du sac abdominal et fort éloignée du
foie, » et il ajoutait « que, dans les espèces mêmes où la poche se
rapproche le plus du foie par sa position, elle n'y est point liée
organiquement, elle a eu dedans d'elle-même son propre tissu sécré-
toire, et le foie verse comme à l'ordinaire la bile dans le canal. »

Ces observations de Cuvier n'avaient pas suffi à éloigner tous les
naturalistes de l'idée d'attribuer à la poche du noir le rôle de vésicule
du fiel, et dans la deuxième édition de l'*Anatomie comparée de Cuvier*,
Duvernoy terminait ainsi une note sur ce sujet : « Il faut avouer que
les rapports de la poche avec le foie et le canal alimentaire, que son
rapprochement, dans les Seiches, du cæcum duodénal, qui reçoit les

canaux biliaires, militent en faveur de l'opinion de Monro, et que l'analogie entre la vésicule du noir et celle du fiel des Vertébrés pourrait être plus fondée que ne l'a pensé Cuvier. Cette analogie nous paraît possible, etc. »

Delle Chiaje considéra aussi la poche comme ayant des rapports étroits avec le foie et chercha à expliquer par quelles voies le liquide sécrété dans ce dernier organe passe dans la vésicule. Voici, du reste, la traduction de ce passage intéressant : « Je ne suis pas favorable à l'opinion du zootomiste français (le baron Cuvier), qui prétend que la bourse n'a aucun rapport avec le foie et possède en elle-même un tissu sécréteur propre. En effet, en s'adressant à l'*Octopus vulgaris*, et, mieux encore, à l'*Octopus macropus*, on voit la démonstration de ce fait que la poche reçoit du foie l'humeur noire. L'encre se forme dans la substance même du foie et passe dans la cavité de la poche par une quantité innombrable de petits canaux déliés. Le liquide séjourne dans la poche, s'y modifie ultérieurement et peut être rejeté au dehors, à la volonté de l'animal. Chez le Calmar et la Seiche, où la bourse est séparée et éloignée du foie, on retrouve à la superficie de l'organe ces ramifications nombreuses, noires, qui servent à l'élaboration du noir. »

Telles étaient les raisons évoquées en faveur des rapports de continuité du foie et de la poche du noir amenant à la conclusion que l'organe était une vésicule du fiel.

Cuvier, qui était si opposé à ce rapprochement, ainsi que je l'ai dit précédemment, fut amené dans son anatomie du Poulpe à penser que « les organes relatifs à l'urine sont peut-être remplacés par la bourse du noir. »

Cette idée, émise avec un grand point de doute, allait être développée par de Blainville, qui n'hésita pas à faire de la poche un organe de dépuration urinaire : « On peut supposer, dit-il, chez la Seiche, une grande activité digestive, par l'abondance de la sécrétion de ration urinaire. En effet, c'est un des produits les plus remarquables par sa nature et sa quantité que cette matière à laquelle on a donné le nom d'*encre de Seiche*. La disposition de cet organe sécréteur, ses rapports avec la terminaison du canal intestinal, l'inutilité du fluide sécrété soit pour la digestion, c'est-à-dire pour l'individu, soit pour la génération, c'est-à-dire pour l'espèce, déterminent son identité avec la matière urinaire. Malheureusement les chimistes ne nous donnent aucune connaissance de sa nature chimique, nous savons

seulement qu'elle est entièrement formée de grains excessivement
fins, colorés en brun foncé ou en noir, et suspendus dans un
véhicule aqueux ; ce serait cependant un sujet de recherches tout
à fait intéressant. »

Le grand naturaliste de l'antiquité, Aristote, a exposé ses idées
sur le rôle de l'organe, et ses observations l'avaient conduit à l'assimiler à l'organe urinaire des animaux supérieurs : « La poche
du noir tient lieu de la vessie, qui manque chez ces animaux : de
même que chez les Oiseaux on voit sur les excréments un enduit blanchâtre et terreux, de même chez les Céphalopodes on trouve le noir.
C'est le centre d'excrétion de la matière terreuse, et l'on comprend
son grand développement chez la Seiche, qui présente un développement exagéré de cette substance dans l'os dont elle est munie.
Chez ces animaux dépourvus de sang, essentiellement froids et crain-
tifs, la masse intestinale est prise de tremblement comme chez d'autres animaux, lorsqu'ils sont saisis de peur, et le contenu de la vessie s'échappe au dehors. La nécessité de rejeter le noir au moment
du danger est tout aussi impérieuse que celle de chasser l'urine hors
de la vessie. Mais la nature a en même temps fait servir le liquide
rejeté à l'individu comme moyen de se sauver et de se préserver. »

Depuis de Blainville on n'est pas revenu sur cette question de la
fonction de la poche. Une injection artérielle et veineuse faite avec
un liquide pénétrant remplit les ramifications que Delle Chiaje con-
sidérait comme des canaux chargés d'amener dans le réservoir le
noir sécrété dans le foie et fait disparaître ainsi le seul argument va-
lable en faveur de l'idée que la poche est une vésicule biliaire. Mais
il fallait des recherches plus attentives pour savoir si l'organe prési-
dait à l'excrétion urinaire ; l'analyse chimique pouvait seule éclai-
rer sur ce point.

LE NOIR.

Le *noir*, sécrétion de l'organe qui nous occupe, a de tout temps
frappé l'attention des observateurs. Du reste, la belle teinte brun-
noir qu'il possède, et qui peut être mise à profit pour l'écriture et la
peinture, devait en faire un objet de recherche et même de commerce.
L'*encre de Seiche* est la matière première d'où l'on tire la couleur
connue sous le nom de *sépia*. Aristote lui consacre plusieurs passages de ses livres. Cicéron signale qu'on l'employait pour tracer des

signes. Cette habitude s'est conservée encore dans quelques familles de pêcheurs des bords de la Méditerranée; j'ai pu, pendant mon séjour à Port-Vendres, recueillir des preuves certaines de la persistance de cette coutume qui disparaît. Mais si l'emploi du noir dans l'écriture se perd, il n'en est pas de même dans la peinture, où la couleur sépia est indispensable.

L'encre de Seiche destinée à fournir la couleur sépia arrive dans le commerce comme une matière dure, cassante, brillante, enveloppée dans de petites vessies. Ces vessies sont traversées par un fil et réunies en chapelet. Ce sont simplement les poches à encre, qui, après avoir été enlevées à l'animal, ont été desséchées au soleil. Une préparation sur laquelle nous reviendrons bientôt permet de débarrasser l'encre des matières grasses et de la mucine, et de la rendre ainsi apte à se fixer sur le papier.

On sait, grâce aux renseignements positifs recueillis par M. de Siebold pendant son voyage au Japon, que l'encre de Chine n'emprunte pas ses matériaux au noir des Céphalopodes. L'origine en est essentiellement différente : « Les bonzes japonais, dit-il, par un raffinement d'industrie encore inconnu chez nous, tirent parti de la fumée des lumières qui brûlent dans leurs pagodes et, à l'aide de ventilateurs, ils recueillent la suie qui est la base de cette encre si renommée. »

Cette sécrétion si curieuse n'attira que fort tard l'attention des chimistes. Bizio[1] le premier signala comme formant la base du liquide une substance nouvelle présentant des réactions caractéristiques et qu'il nomma *Mélaïne*. MM. Pelouze et Frémy[2] donnèrent dans leur traité de chimie une analyse de l'encre de la Seiche. — M. Hosœus[3], et plus récemment MM. Desfosses et Variot, entreprirent l'analyse élémentaire de la Mélaïne.

Nos propres recherches ont porté sur le noir de la *Sepia officinalis*. Les expériences chimiques nécessitent une quantité assez considérable de produits et cette cause me mettait dans l'obligation de m'adresser à l'animal qui pouvait fournir la plus grande quantité de sécrétion.

Pour se procurer le noir dans les meilleures conditions possible, il faut enlever délicatement la poche à l'animal aussitôt après la mort.

[1] Bizio, *Handw. der Chemie*, t. V, p. 100.
[2] Pelouze et Frémy, *Traité de chimie*, t. VI, p. 663.
[3] Hosœus, *Archiv. d Pharm.*, t. CXX, p. 27.

La poche, ainsi séparée, est renversée et sa partie dilatée élevée insensiblement. En effet, si au lieu de se borner à laisser ainsi écouler le liquide on comprime la poche, on agit sur la glande logée dans cette dernière et l'on mêle au produit sécrété de nombreux éléments cellulaires détachés des trabécules glandulaires.

Le poids du liquide ainsi obtenu est tellement variable, que j'ai dû renoncer à établir le poids moyen du contenu d'une poche. En recueillant le produit sécrété pendant un nombre de jours déterminés, on pourrait indiquer une moyenne satisfaisante, mais la difficulté pratique est telle, que j'ai dû renoncer à poursuivre les expériences instituées dans ce but.

Obtenu avec les précautions indiquées, le noir se montre comme un liquide extrèmement foncé, brun-noir intense. On observe à sa surface de longues traînées ou de larges taches qui ont un reflet bleu-foncé.

Ce liquide jouit d'un pouvoir colorant considérable. Quelques gouttes suffisent pour colorer un verre d'eau. Le contenu d'une petite poche donne une teinte foncée à cinq ou six grandes cuvettes remplies du même liquide.

Il est sans odeur, d'une saveur légèrement salée. Sa réaction est alcaline. Observé au microscope, il se montre formé par un sérum transparent, et par une grande quantité de petits corpuscules d'une ténuité extrême. Ces corpuscules possèdent un mouvement brownien très appréciable sur une préparation d'encre enlevée à l'animal vivant. Ils s'agitent en tous sens dans le liquide soit isolés, soit réunis par petits groupes. Les filtres ne peuvent retenir ces corpuscules déliés. S'il y a eu compression de la glande, on reconnaît sous le champ du microscope des éléments cellulaires chargés de pigment, aux contours déchiquetés, et des noyaux ovoïdes libres ou donnant encore attache à des groupes de granulations pigmentaires.

Quelques essais préliminaires sur le noir furent entrepris pendant notre séjour à Port-Vendres, mais les analyses dont je vais indiquer les résultats ont été faites dans les laboratoires de la Faculté de Besançon, sous la savante direction de M. le professeur Barbier. Les échantillons de noir qui ont servi à nos analyses ont été recueillis tant à Roscoff que sur la côte méditerranéenne pendant mon séjour dans ces localités. Je me propose d'indiquer pas à pas la marche suivie dans mes recherches ; c'est le seul moyen d'assurer, à ceux qui s'occuperont de cette question, une comparaison possible des résultats obtenus.

Examen chimique.

Première analyse. — 5^g,517 de noir sortant de la poche furent desséchés à l'étuve à 100 degrés jusqu'au moment où des pesées successives ne permirent plus d'apprécier de changement dans le poids. Il resta 2^g,206 de résidu solide. La différence est donc égale à 3^g,311 et représente la quantité d'eau contenue dans la matière soumise à l'étuve. Soit, pour 100 parties : 60,001.

Une quantité plus considérable de noir fut soumise à l'étuve jusqu'à dessiccation complète. On prit alors 4 grammes du résidu desséché pour obtenir les substances organiques solubles. A cet effet, on mélangea la substance avec plusieurs volumes d'alcool; le tout fut laissé en digestion pendant vingt-quatre heures, en agitant à diverses reprises, puis jeté sur un filtre. On lava alors successivement à l'alcool à 90 degrés, à l'alcool absolu froid, à l'alcool absolu bouillant, à l'alcool et éther, et enfin à l'eau chaude.

Les différents extraits obtenus par ce procédé furent reçus dans une capsule de platine, puis évaporés au bain-marie, enfin placés dans l'étuve à 100 degrés jusqu'au moment où le poids ne diminua plus entre deux pesées successives. Le résidu sec ainsi obtenu contenait les matières organiques solubles et les sels solubles. Pesé, il donna 0^g,3785.

Le résidu fut alors calciné dans la capsule où il avait été desséché; la pesée donna alors 0^g,2935, poids des substances minérales solubles.

La différence entre le premier poids 0^g,3785 et le second 0^g,2935 donnait le poids des matières organiques solubles, soit : 0^g,085.

La partie restée sur le filtre fut alors desséchée à l'étuve, puis calcinée avec le filtre[1]; le résidu de la calcination fut pesé et donna 0^g,5675, poids des substances minérales insolubles.

En réunissant le poids des substances minérales tant solubles qu'insolubles, soit 0^g,861, à celui des matières organiques solubles 0^g,085, on obtient la somme 0^g,946. Par différence, on obtient comme poids des matières organiques insolubles, 4$_g$ — 0^g,946, soit : 3^g,054.

---

[1] On employa comme filtre le papier Berzélius qui donne par calcination une quantité négligeable de cendres.

5

Le tableau suivant ramené à 100 parties résume cette première analyse :

Eau..		60	
Matières organiques solubles (eau, alcool, éther)...............................		0.850	
Matières organiques insolubles...........		30.540	40
Substances minérales { solubles... 2.935 { insolubles. 5.675		8.610	
Total...........		100 parties.	

Seconde analyse. — Une analyse fut faite sur l'encre provenant d'une seconde poche pour confirmer la quantité d'eau entrant dans la constitution du noir. A cet effet 2^g,265 d'encre furent desséchés à l'étuve. La pesée donna alors 0^g,655, soit pour l'eau par différence : 1^g,610. Ramené à 100 parties = 71,08.

D'autres analyses nous ont donné 70,035 ; 68,510, et même l'une d'elles, 59,146 pour 100.

La quantité d'eau est donc variable entre 60 et 75 pour 100.

Troisième analyse. — Une méthode, différente de la première suivie pour la recherche des substances minérales, vint confirmer les premiers chiffres obtenus.

A cet effet, 1 gramme d'encre desséchée à l'étuve fut calciné, le résidu pesé donna 0^g,220, soit 22 parties de cendres pour 100. — Par différence, les matières organiques disparues par la calcination s'élèvent à 1^g — 0^g,220 = 0^g,780. Soit 78 pour 100.

Les 0^g,220 de cendres furent alors traités par l'eau bouillante distillée.

La partie filtrée fut évaporée au bain-marie, puis soumise à une forte chaleur et enfin calcinée de nouveau. Le résidu pesé donna 0^g,075.

Le filtre et le résidu furent calcinés de nouveau ; la pesée donna 0^g,145.

Analyse qualitative.

I. *Cendres.* — Les cendres finement pulvérisées se présentent sous l'aspect d'une poudre blanche et homogène. Elles furent placées dans un petit ballon contenant de l'eau distillée, puis on chauffa à l'ébullition. La filtration permit alors de séparer la partie soluble dans l'eau de la partie insoluble restée sur le filtre.

Cendres solubles. — La solution aqueuse donna une réaction alcaline.

On la soumit alors aux différents essais suivants :

Une première portion fut évaporée presque à siccité. Un fil de platine plongé dans cette solution, puis porté sur la flamme du brûleur, donna la teinte jaune caractéristique de la soude. Le précipité blanc obtenu par le métaantimoniate de potasse confirme ce premier essai.

La solution fut alors mélangée avec du chlorure de platine : la formation d'un précipité léger jaune dénote la potasse.

L'oxalate de potasse donna un précipité blanc abondant, qui indique la présence de la chaux.

Le phosphate de soude, en présence du chlorhydrate d'ammoniaque, donna un abondant précipité de phosphate ammoniaco-magnésien, indiquant la présence de la magnésie.

Soude, potasse, chaux et magnésie, telles sont les bases que nous avons pu déceler dans la partie soluble.

On concentra à un petit volume un échantillon de la solution aqueuse. Une goutte d'acide chlorhydrique donna une effervescence et il se dégagea un gaz troublant l'eau de chaux : acide carbonique.

Un deuxième échantillon fut acidifié par l'acide chlorhydrique, puis traité par le chlorure de baryum ; on obtint le précipité blanc insoluble qui caractérise l'acide sulfurique et les sulfates alcalins.

Un troisième échantillon fut acidifié par acide azotique. Une solution d'azotate d'argent donna un précipité blanc, caillebotté, insoluble dans l'acide azotique et soluble dans l'ammoniaque ; c'est l'indice de la présence d'un chlorure.

Un quatrième échantillon fut traité par le chlorure d'ammonium, et l'ammoniaque caustique en mélange. En présence de la magnésie contenue dans la solution, on devait obtenir le précipité blanc de phosphate ammonico-magnésien, si l'acide phosphorique ou les phosphates alcalins se rencontraient dans le liquide. Il ne se forma après agitation et long repos aucune trace de précipité. Des essais par l'azotate d'uranium et le molybdate d'ammoniaque confirmèrent l'absence d'acide phosphorique et phosphates.

Les acides carbonique — sulfurique — chlorhydrique sont les seuls qui se combinent aux bases précédemment décelées.

Cendres insolubles. — Le résidu sur le filtre fut traité à chaud par l'acide chlorhydrique. Il resta un très faible résidu rougeâtre de

peroxyde de fer qui finit par se dissoudre en ajoutant quelques gouttes d'acide azotique.

L'effervescence produite en ajoutant l'acide chlorhydrique dénota
la présence d'acide carbonique et de carbonates terreux. L'acide
phosphorique ne put être décelé par les réactifs les plus sensibles.

L'hydrogène sulfuré ne donna aucune trace de précipité ; il s'en
suit que les cendres ne renferment ni cuivre ni aucun autre métal
de la même section. D'ailleurs, l'ammoniaque ne produisit pas de
coloration bleue ; le ferrocyanure de potassium ne donna pas de
précipité rouge-brun ; enfin l'électrolyse ne permit pas de recueillir sur la lame de platine un dépôt, même une simple trace
métallique.

Les réactifs précédemment indiqués permirent de noter la présence de la chaux, de la soude et de la magnésie.

Une portion du liquide fut mélangée avec du chlorure d'ammonium et de l'ammoniaque, puis chauffée jusqu'à ébullition. On obtint
un précipité floconneux rouge-brunâtre qui indiquait du peroxyde
de fer. L'absence d'acide phosphorique écartait l'idée d'un phosphate
de peroxyde de fer.

Le fer fut mis alors en évidence par le sulfure d'ammonium qui
donna le précipité noir de sulfure de fer ; par le ferrocyanure de
potassium : précipité bleu ; par le sulfocyanure de potassium : teinte
rouge très évidente.

Ces recherches nous permettent donc de reconnaître dans les cendres les substances inorganiques suivantes :

1. *Partie soluble :* Acide carbonique. — Sulfates et chlorures de
sodium, potassium, magnésium et calcium ;

2. *Partie insoluble :* Carbonates de chaux et de magnésie. Peroxyde
de fer.

Je dois insister beaucoup sur la présence du fer et l'absence du
cuivre, car j'aurai bientôt à revenir sur ce point dans la comparaison
entre la sécrétion qui nous occupe et le sang des Céphalopodes. Mais,
avant de me livrer à ces remarques, je dois terminer l'étude complète de l'encre, en m'occupant des substances organiques solubles
et de la matière pigmentaire qui forme la partie fondamentale et
caractéristique de la sécrétion.

II. *Matières organiques solubles.* — Les différents extraits furent soumis à l'analyse qualitative. Nous ne pûmes y déceler ni urée, ni acide
urique, ni guanine, ni glycose. Ils semblent formés dans leur plus

grande partie par des matières grasses, mais la faible quantité ne nous a pas permis de faire des essais pour en déterminer la nature.

III. *Matières organiques insolubles.* — La plus grande partie de la masse organique insoluble est formée par la matière à laquelle Bizzio donna le nom de *mélaïne* et que j'appellerai simplement *matière pigmentaire*.

Pour se procurer cette substance dans le plus grand état de pureté possible, nous l'avons soumise à une série d'opérations successives que nous allons relater brièvement.

L'encre sortant de la poche fut mise en digestion pendant vingt-quatre heures dans l'alcool; il se forma au fond du vase un coagulum épais. On filtra et l'on fit agir l'éther pendant vingt-quatre heures. On lava à l'eau douce pendant dix heures.

On laissa le précipité se dessécher sur le filtre, puis on le sépara et on le mit en digestion à une douce température dans de l'acide acétique cristallisable, pendant vingt-quatre heures.

On jeta ensuite sur un filtre et on lava à l'eau acétique, puis à l'eau distillée jusqu'à cessation de la réaction acide.

Le coagulum ainsi débarrassé de toute trace d'acide fut séparé du filtre et placé dans une solution légère de carbonate de potasse additionnée de quelques gouttes d'une solution de potasse. On laissa le tout en digestion à une douce température pendant vingt-quatre heures, en agitant de temps en temps.

Les granulations pigmentaires sous l'influence du liquide alcalin se précipitent au fond du vase, on peut décanter et laver ainsi la matière. On la jeta sur un filtre et on fit passer de l'eau douce jusqu'au moment où les grains se séparèrent de nouveau et commencèrent à traverser le filtre.

La masse fut alors introduite dans un ballon avec une solution d'acide chlorhydrique au dixième. On chauffa légèrement, puis on laissa le tout au repos pendant vingt-quatre heures. La précipitation des granulations s'effectua de nouveau.

On décanta, on lava à plusieurs reprises, puis on filtra et l'on fit passer un courant d'eau distillée jusqu'à complète cessation de la réaction acide. Le lavage à l'eau fut encore prolongé pendant une heure.

La matière fut alors recueillie, desséchée au bain-marie, puis placée dans l'étuve à 100 degrés jusqu'au moment où des pesées successives ne dénotèrent plus de changement de poids appréciable.

Elle s'offre alors sous l'aspect d'une masse noire, crevassée, présentant sur les parties lisses un éclat métallique verdâtre ; elle est dure et cassante. Pulvérisée, elle donne une poudre noire, parfaitement homogène, que nous considérons comme chimiquement pure.

En effet le traitement par l'alcool, l'éther et l'eau a enlevé toutes les matières organiques solubles, — l'acide acétique a fait disparaître les matières albumineuses que le coagulum pouvait contenir ; — le carbonate de potasse et la potasse ont dissous le mucus et la mucine précipités par l'alcool, — enfin l'acide chlorhydrique a fait disparaître les cendres, ainsi que le démontre la calcination de la matière ainsi obtenue, qui ne donne plus de cendres appréciables à la balance [1].

C'est cette matière dont nous allons étudier les caractères et la composition.

Matière pigmentaire. — Elle est insoluble dans l'eau, l'alcool et l'éther ; insoluble dans les alcalis : la potasse caustique en solution concentrée prend à son contact une teinte brunâtre légère ; insoluble dans presque tous les acides : l'acide sulfurique prend une teinte brunâtre, à chaud, — l'acide azotique donne une solution acajou avec dégagement de vapeurs rutilantes.

Il faut remarquer que les acides et les alcalis agglomèrent les grains de pigment en suspension et donnent lieu à une sorte de précipitation.

Le chlorure de chaux et l'eau chlorée la décolorent. L'acide sulfureux est sans action. Chauffée en présence de la chaux sodée, elle laisse dégager de l'ammoniaque ; c'est donc une substance quaternaire azotée.

Cette substance fut soumise à l'analyse élémentaire ; voici un résumé des résultats obtenus :

1° Dosage du carbone et de l'hydrogène :

  I. Matière........ 0.312 CO_2 0.6140 H_2O_2 0.1135
  II. Matière........ 0.248 CO_2 0.4743 H_2O_3 0.0870

2° Dosage de l'azote.

  I. Matière.................. 0.302 Az. 0.02662
  II. Matière.................. 0.156 Az. 0.01344

[1] Voici la méthode employée dans le commerce pour la purification de la sépia :
Le contenu desséché des vessies est retiré et trituré avec une solution concentrée

En centièmes[1] :

	I.	II.
C	53,6	53,9
H	4,04	4,62

	I.	II.
Az	8,8	8,6

La matière pigmentaire dont nous venons de faire l'étude semble très voisine de la matière pigmentaire que l'on rencontre chez les Vertébrés ; aussi croyons-nous qu'il peut être assez intéressant de donner le tableau comparatif des résultats obtenus par les auteurs qui ont analysé ce pigment. Les chiffres de Heintz, se rapportant à la composition du pigment d'une tumeur mélanique, se rapprochent beaucoup de nos propres analyses ; ceux donnés par les autres chimistes sont plus éloignés, surtout au point de vue de la quantité d'azote ; ils se sont adressés au pigment de la choroïde, et l'on sait combien la séparation complète de ce corps des éléments qui l'environnent est difficile. La purification imparfaite du produit est peut-être la cause de cette divergence. Le tableau suivant résume leurs résultats :

	Scherer[2].	Rosow[3].	Dressler[4].	Heintz[5].
C	58,28	34,00	51,73	53,44
H	5,92	3,39	5,67	4,02
Az	13,77	40,40	13,24	7,40

Dans les cendres, ces chimistes signalent le chlorure de sodium, le carbonate de calcium, des *phosphates*, et enfin une certaine quantité d'oxyde de fer.

de carbonate de potasse. Le tout est soumis vingt minutes à l'ébullition. On filtre, on neutralise par un acide ; la matière est alors lavée et desséchée.

[1] Nous rapprochons de ces chiffres ceux obtenus par Hoseus et MM. Desfosses et Variot sur la même matière, purifiée, il est vrai, par des procédés différents :

	Hoseus.	Desfosses et Variot.
C	44,2	54,4
H	3,3	3,65
Az	9,9	8,1

[2] *Ann. Chem. Pharm.*, t. XL, p. 63.
[3] Cité par Hoppe-Seyler, dans *Traité d'analyse chimique*, trad. de Schlagdenhauffen. Paris, 1879.
[4] *Prager Vierteljahrschrift*, t. LXXXVIII, p. 9.
[5] *Virchow Archiv.*, t. III, p. 477.

Les recherches du docteur L. Frédéricq[1] sur le sang des Céphalopodes l'ont amené à deux conclusions importantes : l'absence de
l'acide phosphorique et la présence « d'une substance bleue qui,
comme l'hémoglobine, appartient aux groupes des Protéides. Si
l'hémoglobine contient du fer, la substance bleue contient du
cuivre. C'est un corps nouveau, à propriétés et à compositions
chimiques tout à fait caractéristiques. Je propose de l'appeler *hémocyanine*, terme rappelant la parenté étroite avec l'hémoglobine
du sang des Vertébrés. » Le métal contenu dans cette substance est
donc le cuivre. Or, dans l'exposition des sels insolubles du sang, le
docteur L. Frédéricq ne mentionne que ce métal.

Les résultats de mes analyses conduisent donc touchant le métal à une différence essentielle ; la matière pigmentaire contient du
fer et aucune trace de cuivre.

Il n'y avait qu'un seul moyen de faire concorder ces deux résultats : c'était de reprendre l'analyse des sels insolubles du sang, et de
rechercher si, à côté du cuivre, on ne rencontrerait pas les réactions
du fer.

Et en effet, j'ai pu reconnaître d'une manière des plus évidentes que, tout aussi bien chez le Poulpe que chez la Seiche, les
cendres du sang contiennent à la fois et le cuivre et le fer.

Le grand nombre de Poulpes qui peuplent la grève de Roscoff, et
la quantité considérable de Seiches que les marins du laboratoire
pêchaient dans la baie de Pempoul, m'ont permis de faire une ample
récolte du sang de ces deux Céphalopodes. Le sang fut desséché séparément à l'étuve, puis traité par le chlorate de potasse et l'acide
chlorhydrique, car la calcination directe n'était pas possible au laboratoire. Le liquide, obtenu après la série de manipulations ordi-
naires, fut soumis aux réactifs qui dénotèrent la présence des deux
métaux dans les deux échantillons du sang. Les mêmes recherches,
faites sur le chlorate de potasse et l'acide chlorhydrique employés,
les montrèrent exempts de ces métaux et assurèrent ainsi l'exactitude des résultats obtenus [2].

Il y a donc dans le sang des Céphalopodes, outre le cuivre de
l'hémocyanine, une certaine quantité de fer très facile à déceler.

[1] L. Frédéricq, *Sur l'organisation et la physiologie du Poulpe. Archives de Zoologie expérimentale*, 1878.

[2] Ces résultats sont confirmés par les analyses que m'adressent d'une part M. le
professeur Barbier, et d'autre part, M. Bourquelot, pharmacien en chef des Clini-
ques. Elles ont été faites sur 100 grammes de sang recueillis à Roscoff.

L'analyse chimique démontre l'absence complète des produits qui caractérisent le liquide excrété par les organes urinaires des Mollusques (corps de Bojanus, appendices fongiformes) et écarte l'idée de faire de la poche un organe de dépuration urinaire. Mais, d'autre part, ces recherches montrent que l'encre est formée dans sa plus grande partie par une matière pigmentaire azotée, qui est éliminée par des cellules glandulaires spéciales. L'organe a donc pour fonction la sécrétion et l'excrétion de ce pigment particulier. Le rôle des pigments a fait l'objet de trop peu d'études précises pour me permettre d'assigner celui que joue cette sécrétion dans l'organisme du Céphalopode. Le rejet de ce pigment à l'extérieur, qui constitue pour l'animal un moyen d'attaque ou de défense, est le seul fait facile à observer, mais il est impossible de préciser pour le moment les liens plus ou moins étroits qui peuvent rattacher le liquide nourricier à la sécrétion pigmentaire.

Il est cependant un point important sur lequel M. E. Yung[1] a attiré l'attention. La poche du noir jouerait un rôle considérable dans l'élimination de certains poisons. La strychnine et la nicotine lui ont surtout donné des résultats concluants. La marche qu'il a employée dans ses expériences est des plus ingénieuses. Un Elédone est empoisonné ; au bout de deux heures, on enlève le foie et la poche à encre ; on broie ces deux organes séparément et le liquide obtenu est filtré, puis versé dans un aquarium de faible capacité où sont placés d'autres Elédones. Ces Elédones ne tardent pas à présenter l'ensemble des accidents qui caractérisent l'empoisonnement par tel ou tel poison.

L'Octopode choisi par ce naturaliste me semble se prêter fort mal aux recherches sur la physiologie de la poche : l'adhérence de la poche avec le foie, la fusion presque complète de la glande du noir et de la vésicule, l'exiguïté du réservoir, et partant l'impossibilité de se procurer la sécrétion sans intéresser la glande, sont des conditions défavorables. Et, en effet, M. Yung s'est adressé, dans ses recherches, non pas à l'encre, mais à l'organe entier, avec ses trabécules gorgés de liquide sanguin.

Désirant reprendre ces expériences au point de vue particulier

[1] E. Yung. — Sur l'action des poisons chez les Céphalopodes (Comptes rendus de l'Académie des sciences, t. XCI, 1880).

qui m'occupe, j'ai voulu éloigner toute cause d'erreur et rechercher le poison non pas dans le parenchyme de la glande où rampent des vaisseaux multipliés, mais dans la sécrétion elle-même.

Deux Céphalopodes, que les marins du laboratoire capturaient en grand nombre dans la baie de Pempoul, m'ont semblé tout particulièrement propices à ces recherches :

La Seiche, dont le vaste réservoir, libre de toute adhérence avec la glande et avec les organes qui l'entourent, permet de recueillir facilement le liquide sécrété.

La Sépiole, qui nous a paru le réactif physiologique des poisons le plus sensible de tous. En effet, une Sépiole placée dans une solution de chlorhydrate de strychnine au $\frac{1}{400\,000}$ est aussitôt prise de convulsions tétaniques qui se terminent rapidement par la mort. On la voit s'agiter, bondir à reculons en lançant jusqu'à vingt jets d'encre successifs, descendre au fond du vase et mourir dans un tétanos final. Une Sépiole placée dans une solution au $\frac{1}{800\,000}$ paraît d'abord n'éprouver aucun trouble, mais au bout d'une demi-heure, l'accumulation du poison devient suffisante, et la succession des phases de l'empoisonnement se produit comme précédemment.

En possession d'une quantité suffisante d'animaux, je pus, pendant deux grandes marées successives, multiplier les expériences, et jamais je n'ai pu obtenir, avec l'encre de Seiches strychninisées ou nicotinisées, des signes d'empoisonnement sur les Sépioles.

I. Des Seiches sont strychninisées, puis remises dans l'eau de mer. Le tétanos se produit rapidement. Lorsque les battements du cœur ont cessé, les animaux sont ouverts, les poches enlevées avec les plus grandes précautions et leur contenu recueilli dans un vase peu profond. On mélange à la sécrétion une égale quantité d'eau de mer. Des Sépioles sont placées dans ce mélange. D'autres Sépioles sont placées dans la solution de strychnine au $\frac{1}{800\,000}$. Ces dernières se comportent comme je l'ai indiqué précédemment, mais celles qui ont été placées dans l'encre continuent à parcourir le vase. Au bout de trois heures elles sont encore pleines de vie : on les place de nouveau dans l'aquarium où elles nagent avec vivacité.

II. Des Seiches sont empoisonnées sur la grève même ; aussitôt que le tétanos se manifeste, le sac est ouvert et la poche enlevée. L'encre recueillie dans ces conditions n'est pas plus active que dans l'expérience précédente.

III. D'autres Seiches empoisonnées sont placées dans un aquarium où l'eau bien aérée pouvait permettre des échanges gazeux ; dans ces conditions, l'une d'elles a conservé pendant une heure des marques évidentes de tétanos. Elles furent ouvertes au bout de trois heures. L'encre a été sans action sur les Sépioles.

La nicotine ne nous a pas donné de résultats plus affirmatifs.

Ces expériences nous conduisent à conclure que l'encre ne contient pas de traces de poison appréciables par les réactifs physiologiques, et nous ne pouvons accorder à l'organe un rôle particulier pour l'élimination des poisons.

Cette idée de l'élimination des poisons par la poche m'a porté à rechercher par voie expérimentale si le noir avait une action spéciale sur les animaux ; en un mot, s'il contenait quelque principe actif pouvant amener la torpeur ou la mort des animaux qui se trouvaient enveloppés dans le nuage noir.

A cet effet, on réunit un certain nombre des animaux dont le Poulpe fait sa nourriture habituelle : Crabes, Lamellibranches, Gobius.

Deux Crabes furent placés dans deux cuvettes remplies d'eau de mer. Ces cuvettes avaient été choisies peu profondes, de manière à permettre l'observation par transparence à travers l'eau noircie. Un Poulpe fut excité et le liquide rejeté par l'entonnoir fut recueilli, puis placé dans une des deux cuvettes. Pendant deux jours consécutifs on observa l'animal vivant dans l'eau noircie, il prit sa nourriture absolument comme celui resté dans l'eau limpide et ne manifesta aucun mouvement, aucun signe insolite pouvant faire soupçonner la moindre modification dans l'état normal.

Différentes espèces de Tapes et de Vénus furent soumises aux mêmes expériences sans troubles apparents.

Enfin, de petits Gobius furent placés dans des vases de plus grande étendue et soumis à l'action de l'eau mélangée de noir ; on ne put saisir les symptômes d'un empoisonnement quelconque. Tout ce que nous pouvons signaler, c'est une espèce de trouble qui s'empare de l'animal lorsque le nuage d'encre l'atteint. L'opacité complète du liquide, les vibrations produites par le rejet du noir, suffisent pour expliquer les mouvements que fait le poisson pour fuir dans une direction opposée.

Ces petites expériences si simples m'ont amené à ne pas considérer l'encre comme un venin chargé de surprendre et de frapper la proie, mais comme un liquide complètement inoffensif et sans action sur l'organisme des animaux dont le Céphalopode se nourrit.

Il faut cependant admettre que, outre la fonction de l'élimination du pigment, la poche joue un rôle important dans les rapports de l'animal avec un ennemi ou avec une proie. Aristote avait observé avec grand soin la manière dont les Céphalopodes emploient leur précieuse sécrétion. Les quelques observations que j'ai faites moi-même m'ont amené à voir dans le rejet du noir un auxiliaire puissant à la fonction chromatique. Il y a entre la teinte noire imprimée à l'eau et les changements de couleur périphériques un lien des plus étroits.

Le Poulpe, que la grève de Roscoff fournissait en quantité à mon aquarium, ne se sert de son encre que pour échapper aux yeux de ses ennemis. Si à l'aide d'un tube en verre on l'excite, on voit ses chromatophores se dilater et lui donner une teinte brun-sombre, son corps se hérisse de papilles, soudain le spasme expiratoire amène le rejet de l'encre, qui donne à tout l'aquarium une teinte opaque et sombre. Le Poulpe prend une teinte foncée et se perd dans la profondeur de la teinte sombre. Ici, l'animal s'enveloppe d'un nuage noir pour échapper à l'ennemi.

La Seiche emploie son encre non seulement pour se dérober, mais aussi pour s'emparer de sa proie. On la voit au milieu du nuage noir faire agir ses chromatophores de manière à couvrir son dos de marbrures ondulées et mieux se fondre dans le liquide qui l'entoure. Ses deux longs bras, semblables à deux harpons mobiles, se décochent et saisissent les Crevettes qui passent à portée. La Seiche attaque ordinairement la proie au-dessous de la tête. Le Calmar la saisit dans la région dorsale.

Mais c'est sans contredit la petite Sépiole qui présente la ruse la plus curieuse pour tromper à l'aide de son noir l'ennemi qui la poursuit. C'est sur les plages sablonneuses et vivement éclairées par le soleil, à l'île de Batz, à Pempoul, que l'on peut étudier les artifices sans nombre de ce petit animal. Au repos, il est presque complètement transparent, confondant sa teinte gris-jaunâtre avec celle du sable qui forme le fond ; et ne projetant qu'une ombre légère. Cette ombre le décèle. Si l'on approche le filet de gaze fine pour s'en emparer, on voit la petite Sépiole fuir rapidement et par saccades à reculons. Soudain elle prend une teinte d'un violet-noir, puis elle fait

un violent saut en arrière en même temps qu'elle jette son encre. Elle
est devenue transparente. Or, l'encre rejetée ne se mêle pas à l'eau
ambiante et se présente comme une petite masse allongée dont la
forme rappelle celle de la Sépiole. De cette façon, lorsqu'on n'est
pas prévenu de ce petit artifice, on abandonne la proie et l'on saisit
l'ombre vaine qui n'est qu'un peu d'encre brunâtre. Si, sans se laisser
détourner par l'illusion, on continue sa poursuite, on voit le petit animal continuer à bondir en arrière en rejetant son encre de la même
façon. Ce stratagème se renouvelle cinq ou six fois. Si la poursuite
est moins rapide, on voit le petit animal, devenu transparent, se
laisser descendre sur le sable et se recouvrir rapidement de petits
grains à l'aide de ses deux longs bras latéraux.

SÉCRÉTION.

Dans son mémoire sur la physiologie de la Seiche, M. P. Bert[1]
s'occupa le premier de la sécrétion du noir : « Elle se rapproche
beaucoup de celle du lait. Les cellules épithéliales du sac se remplissent de granulations pigmentaires, puis elles se gonflent de
liquide, leurs parois deviennent très minces et difficiles à voir,
et elles finissent par éclater. Les granules avec le liquide constituent
la partie libre du noir. »

Fr. Boll signale simplement « la formation de granules pigmentaires à l'intérieur des cellules qui paraissent subir une dégénérescence pigmentaire ».

Les détails dans lesquels je suis entré en traitant de la texture de
l'organe me permettent de ne pas revenir ici sur les états successifs
par lesquels passent les cellules, depuis le sommet de la zone formatrice jusqu'au moment où elles se détachent pour mettre en liberté
les granulations pigmentaires qui constituent la partie la plus considérable de l'encre.

EXCRÉTION.

Pour avoir une idée complète de la manière dont s'effectue l'excrétion du noir, j'aurai à étudier trois temps successifs qui perme.-

[1] P. BERT, *Mémoires de la Société des sc. phys et nat. de Bordeaux*, t. V, 2ᵉ cahier,
p. 126, 1867.

tent à l'encre sécrétée dans la glande d'arriver dans l'eau qui entoure
l'animal :

Premier temps : l'encre passe de la glande dans la vésicule ;

Deuxième temps : l'encre passe de la vésicule dans le sac ;

Troisième temps : l'encre est projetée au dehors.

Je m'occuperai successivement du mécanisme de ces trois temps
pour les embrasser ensuite, dans leur ensemble, dans leurs rapports
avec le système nerveux, mais je dois faire auparavant quelques
observations générales.

Le Poulpe, qui est si précieux au physiologiste par sa vitalité exces-
sive et par sa facilité à s'accoutumer à l'aquarium, facilité qu'explique sa vie sédentaire sous les rochers de la grève, ne peut être em-
ployé dans des recherches sur la poche du noir. La petitesse de la
poche, la soudure complète de la glande et du réservoir, la difficulté
de découvrir l'organe sans léser les parties importantes qui le recouvrent (grande veine, nerfs viscéraux) m'ont obligé à m'adresser à un
autre Céphalopode. La Seiche, si abondante à Collioure, se prête
merveilleusement bien aux expériences sur la poche du noir, grâce
aux dispositions sur lesquelles j'ai si souvent insisté. Mais la Seiche est
relativement délicate, et le moindre trouble respiratoire amène une
asphyxie rapide. Pour lutter surtout contre cette dernière condition
si défavorable, j'ai dû songer à organiser un appareil servant à entre-
tenir artificiellement les échanges gazeux par les branchies, et j'ai
pu ainsi prolonger avec plus de facilité certaines expériences déli-
cates. L'appareil imaginé dans ce but est des plus simples. On choi-
sit une boule de caoutchouc d'un diamètre plus considérable que
celui de l'entonnoir ; elle doit porter deux prolongements tubulaires
dont l'un porte à son tour un tube de verre à extrémité effilée dont
la longueur est calculée de manière à ce qu'il vienne s'ouvrir plus
profondément que les branchies. Cet ensemble est introduit dans le
manteau : le tube de caoutchouc libre est engagé dans l'entonnoir
et l'on peut sans difficulté l'adapter par l'intermédiaire d'un tron-
çon de tube à un caoutchouc communiquant à un réservoir voisin.
Cette disposition si simple de la boule intermédiaire permet de se
passer de tout autre moyen fixateur pour attacher l'appareil à l'animal. Un courant d'eau pure et bien aéré permet une aération constante de la branchie.

Durant les expériences les animaux étaient placés dans de grands
baquets. Une planche entrant à frottement permettait d'élever ou

d'abaisser le fond du baquet à volonté et d'enfoncer plus ou moins l'animal sous l'eau. C'est sur cette planchette que l'on fixait l'animal en employant le moyen, peut-être un peu brutal, mais le seul applicable, qui consiste à planter des clous dans les parties superficielles les plus résistantes (bras, nageoires, lambeaux du manteau, etc.).

Ces indications générales données, je commence l'étude des différents temps de l'excrétion.

Premier temps. — L'encre passe de la glande dans la vésicule. — La disposition des cellules, la manière dont elles se transforment insensiblement, permet de conclure que la sécrétion de l'encre est continue et que de nouvelles quantités tendent constamment à pousser du côté de l'orifice l'encre déjà produite. D'autre part, le développement des trabécules jusqu'au-dessous de l'orifice de la glande rend peu probable l'accumulation du noir dans la glande elle-même et son passage dans la vésicule à intervalles plus ou moins éloignés. Du reste, les expériences que j'ai entreprises sur ce point me semblent démontrer nettement que le passage de l'encre de la glande dans la vésicule se fait d'une manière continue et ininterrompue.

Une Seiche fixée comme je l'ai indiqué plus haut et munie de l'appareil à respiration artificielle est soumise à l'expérience. On pratique dans la paroi du sac une fenêtre qui en occupe le tiers inférieur. Une incision médiane longitudinale et deux incisions transversales partant des extrémités de la précédente détachent deux lambeaux qui sont rejetés et fixés. La partie dilatée de la vésicule est saisie avec la pince et d'un coup de ciseaux suivant exactement la ligne médiane elle est ouverte sur environ 5 centimètres. L'encre se répand aussitôt et il faut avoir sous la main un tube communiquant avec un réservoir d'eau de mer et contribuant avec le tube à respiration à un lavage rapide de la poche. L'eau du baquet est renouvelée rapidement et le courant d'eau de mer est maintenu dans la poche. On laisse l'animal pendant quelques secondes au repos. On peut alors facilement s'assurer, en regardant l'orifice de la glande, que des gouttes de liquide noir apparaissent successivement en ce point. Le petit nuage qu'elles forment, en se mêlant à l'eau de mer ambiante, rend très évidente la continuité de l'apparition des gouttelettes. Dans ces conditions l'animal peut vivre pendant dix minutes et durant ce temps on peut suivre la succession lente et régulière des petites portions de noir qui s'échappent par l'orifice.

Si pendant une semblale expérience on excite l'animal avec la pince ou par une commotion électrique, on voit le petit nuage devenir plus épais et un mince filet de noir s'échapper de la glande. Il y a donc dans ce cas augmentation dans la quantité du liquide passant dans la vésicule.

J'ai répété plusieurs fois cette expérience, très simple lorsqu'on connaît bien les rapports des diverses parties de la poche, et toujours avec des résultats identiques. Je puis en conclure :

Que le passage de l'encre de la glande dans la vésicule est continu ;

Que la quantité d'encre qui passe dans un temps donné est constante à l'état de repos, mais peut augmenter par une excitation périphérique.

La pression due aux quantités d'encre qui se forment sans cesse suffit pour expliquer la première de ces conclusions (*vis a tergo*).

Il n'en est pas de même de la seconde. Comment se fait l'augmentation de liquide s'échappant de l'orifice ? Y a-t-il sécrétion exagérée ? Y a-t-il contraction de la membrane limite et progression plus rapide du liquide par compression ? Y a-t-il passage dans la glande d'une quantité de sérum considérable ?

Le mouvement ondulatoire que l'on observe sur la glande par l'excitation électrique, la présence de fibres musculaires dans cette membrane m'amènent à considérer l'action de la contraction comme jouant le rôle le plus important. Du reste, l'action de la membrane limite doit être, à l'état normal, considérablement secondée par la présence de la nodosité musculaire antérieure de la vésicule qui, au moment de la contraction, doit exercer sur la glande une pression activant la marche du liquide vers l'orifice.

Deuxième temps. — *L'encre passe de la vésicule dans le sac.* — La vésicule, au point de vue physiologique, est un sac à paroi musculaire, sac dont l'ouverture extérieure est garnie d'un sphincter et qui présente non loin de cette ouverture un second anneau contractile pouvant pincer le sac et le diviser en deux cavités distinctes : l'une grande, spacieuse, qui contient la glande du noir ; l'autre, plus petite, en rapport avec la glande terminale.

Une Seiche est fixée dans le baquet à expériences ; on ouvre rapi-

dement le manteau et l'on soulève l'entonnoir avec un crochet. On
tire fortement en avant la portion terminale du rectum, de manière
à rendre très évidente par transparence la terminaison de la poche.
On imprime à l'animal un choc électrique violent.

On voit alors se produire dans la paroi de la vésicule un mouvement ondulatoire qui commence à l'extrémité la plus inférieure de
la poche et s'élève insensiblement, rétrécissant de bas en haut le
réservoir et chassant le noir vers la partie supérieure. Cette propa-
gation lente accumule l'encre au-dessous du sphincter interne et
l'on peut constater que la paroi antérieure de la vésicule s'applique
sur la glande au point même où se trouve la nodosité antérieure.

Le sphincter interne s'ouvre, l'ampoule terminale se remplit, et
alors il se produit une contraction du sphincter anal qui ferme le
rectum au moment même où le sphincter externe de la poche livre
passage à l'encre que contenait l'ampoule. L'ampoule se vide à mesure qu'elle se remplit, et de cette façon l'encre, arrivant dans le sac
respiratoire comme un filet continu, se mêle insensiblement à l'eau
de mer et constitue le liquide noir qui doit être projeté au dehors.

Si au lieu du choc électrique on verse sur la branchie quelques
gouttes d'une solution de chlorhydrate de strychnine au cinquième,
on ne tarde pas à voir se produire le tétanos, et son effet sur la vésicule amène le rejet de l'encre en accentuant et en rendant plus
évidente la marche des contractions de la paroi.

Troisième temps. — *L'encre est projetée au dehors.* — La cavité
où l'encre se mêle à l'eau de mer en sortant de la vésicule est
formée par le corps de l'animal, par le vaste repli antérieur que
l'on nomme le *sac* et par l'opercule qui le ferme et comprend
l'entonnoir et les deux valvules latérales. C'est cet ensemble formé
de parois essentiellement musculaires qui est chargé de projeter
l'encre au dehors.

Pour bien saisir la manière dont s'effectue cette projection, il
faut s'adresser à des Céphalopodes pouvant être facilement observés
dans toutes les directions. La Sépiole est par sa petitesse et l'inten-
sité des phénomènes fort bien appropriée à ce genre d'étude. Le
moyen qui m'a le mieux réussi pour amener les Sépioles au summum
de l'irritation est le suivant : on vide rapidement l'eau du petit aquarium où elles ont été placées et on les met ainsi à sec, puis on verse
de nouvelles quantités d'eau de mer. Aussitôt que l'eau revient dans

l'aquarium, les petites Sépioles s'élancent à reculons en jetant successivement chacune deux ou trois masses d'encre.

On peut constater que le rejet de l'encre présente les phases suivantes :

Première phase. — Aspiration violente d'eau dans le sac ; le manteau se dilate ; l'entonnoir se ferme ; dilatation des chromatophores ; l'animal est violet foncé.

Deuxième phase. — Spasme expiratoire ; l'entonnoir s'ouvre ; l'encre est projetée avec l'eau de mer inspirée ; contraction des chromatophores : l'animal devient transparent. A chaque rejet d'encre on observe la même succession. — Cette observation m'a permis de conclure que le sac joue un rôle prépondérant dans ce troisième temps et que le rejet de l'encre au dehors n'estqu'un mouvement expiratoire violent et spasmodique s'accompagnant de modifications importantes dans l'état des chromatophores.

Ces observations, si faciles chez la Sépiole, ne peuvent se faire qu'avec beaucoup de difficulté chez les animaux plus volumineux et beaucoup moins excitables à la volonté de l'expérimentateur.

En résumé, l'excrétion de l'encre se décompose de la manière suivante :

Premier temps. — Passage *continu* de l'encre de la glande dans la vésicule — dû à la *vis a tergo* et à la compression exercée par la membrane limite de la glande et par la nodosité de la vésicule.

Deuxième temps. — Passage *intermittent* de l'encre de la vésicule dans le sac — dû à la contraction de la paroi vésiculaire.

Troisième temps. — Expulsion *spasmodique* de l'encre par l'entonnoir — due au spasme d'expiration.

Pour connaître le rôle du système nerveux dans l'acte dont je viens d'étudier les temps successifs, j'ai eu recours aux sections des nerfs se rendant aux diverses parties qui entrent en jeu dans l'expulsion de l'encre. Le sac reçoit les deux nerfs palléaux ; la poche du noir, au contraire, est innervée par des rameaux émanant des nerfs viscéraux. Je vais exposer les expériences que j'ai entreprises, les conclusions pourront ensuite être facilement tirées des résultats ainsi obtenus.

C'est encore sur la Seiche que j'ai opéré ; en effet, c'est le seul animal où les rameaux des nerfs viscéraux se rendant à la poche présentent une indépendance suffisante pour permettre leur section complète sans lésion des nerfs viscéraux eux-mêmes. En effet, si l'instrument sectionne ces derniers nerfs, on amène dans la circulation et la respiration des troubles qui entravent l'observation et amènent rapidement la mort de l'animal.

Une Seiche adulte est fixée sur la planchette et son manteau est incisé sur la ligne médiane sur une longueur d'environ 5 centimètres. On saisit avec des pinces robustes l'orifice anal et on l'attire fortement en avant. Un coup de ciseaux coupe la membrane délicate qui s'étend du rectum à la paroi du corps. De cette façon on sectionne tous les filets qui partent des nerfs viscéraux pour se rendre à la poche.

Au moment de la section, on observe des contractions ondulatoires de la paroi de la vésicule, contractions qui se propagent et persistent pendant quelques minutes.

Lorsque les mouvements dus à cette excitation première ont cessé, on agit sur les deux extrémités des nerfs sectionnés :

L'excitation électrique portée sur les extrémités périphériques amène immédiatement la contraction de la vésicule. Si le courant est assez intense, on voit la nodosité antérieure former le centre d'une figure radiée; elle s'applique sur la glande, tandis que les contractions ondulatoires conduisent l'encre vers l'orifice. Si l'excitation se prolonge, on peut suivre la série des phases qui caractérisent le second temps de l'excrétion.

L'excitation de l'extrémité centrale produit l'accélération des mouvements respiratoires et la série de modifications que présente l'excitation centrale des nerfs viscéraux eux-mêmes, modifications que M. Frédéricq a décrites avec les développements qu'elles comportent.

Je conclus de cette expérience que *les filets émanant des nerfs viscéraux et se distribuant à la poche sont des filets moteurs présidant à la contraction de la paroi vésiculaire.*

Les recherches de M. Frédéricq sur le rôle des nerfs se rendant à l'entonnoir et au sac respiratoire ont démontré nettement que les nerfs palléaux et les nerfs de l'entonnoir sont des nerfs mixtes qui tiennent sous leur dépendance la sensibilité et la contraction des parties auxquelles ils se distribuent. L'excitation de leur extrémité périphérique amène la contraction de la paroi du sac et de l'entonnoir. C'est donc sous leur dépendance que se trouvent les mouvements qui amènent la large inspiration et l'expiration spasmodique pour le rejet de l'encre.

La partie motrice de l'arc nerveux est ainsi nettement établie : filets moteurs de la vésicule provenant des nerfs viscéraux ; — filets moteurs de l'entonnoir et du sac respiratoire.

L'arc se complète par des nerfs de sensibilité nombreux :

Ce sont d'abord des nerfs de sensibilité spéciale : nerfs oculaires, nerfs auditifs. La vue du poing ou du doigt qui s'approche ; une lumière vive éclatant dans l'obscurité, un bruit soudain et violent sont autant de causes qui amènent ordinairement chez la Seiche le rejet de l'encre. Mais les nerfs de sensibilité générale ne sont pas moins excitables; un choc, un attouchement rude, une commotion électrique, en un mot toute excitation périphérique violente provoque le rejet de l'encre.

Les deux contractions de la vésicule et du sac respiratoire succèdent-elles à l'impression sensible ou bien l'une de celles-ci tient-elle sous sa dépendance la succession des phases de contraction ? Lorsqu'on observe le rejet de l'encre, on pourrait supposer que c'est l'arrivée de l'encre dans la cavité respiratoire qui, par une impression spéciale sur les terminaisons nerveuses sensibles qui la tapissent, amène un réflexe aboutissant au spasme expiratoire. Mais, en soumettant l'animal à l'expérience, il est facile de s'assurer que toute excitation périphérique amène des contractions vésiculaires et des troubles dans le jeu du sac respiratoire, et que cette excitation peut amener le spasme expiratoire alors même que les contractions vésiculaires n'ont pu conduire le noir jusqu'à l'orifice de l'anus. Cette simple observation, que l'on peut faire en saisissant une Seiche et en la sortant subitement de l'eau, me pousse à penser que les nerfs moteurs vésiculaires et moteurs respiratoires sont tous deux sous la dépendance des excitations périphériques, puisque le spasme expiratoire peut se produire indépendamment de l'arrivée de l'encre dans le sac respiratoire.

L'excitation des masses centrales ne m'a pas donné de résultats pouvant être généralisés. En enfonçant une aiguille creuse chargée de carmin ammoniacal dans les diverses masses contenues dans le cartilage céphalique, j'ai produit une série de lésions circonscrites. Les lésions dans la masse postérieure ou cérébroïde n'ont pas donné du côté de la poche de modifications appréciables ou pouvant donner lieu à des interprétations précises. Seule, l'excitation du ganglion inférieur a amené du côté de la poche et du côté du sac respiratoire un ensemble de mouvements qui ne m'ont paru différer en rien de ceux produits par l'excitation périphérique des nerfs palléaux et des nerfs viscéraux. En enlevant le cerveau, il est facile de constater qu'une excitation périphérique amène les contractions intenses du côté de la vésicule du noir, contractions qui aboutissent souvent à la sortie de l'encre par l'anus. Ces faits nous permettent de penser que le rejet du noir est alors sous la dépendance d'un réflexe dont le centre réside dans le ganglion inférieur ou viscéral.

DÉVELOPPEMENT.

Les travaux qui ont trait à l'embryogénie des Céphalopodes sont surtout généraux : il était nécessaire de connaître avec la plus grande précision les modifications principales avant de pénétrer dans l'étude des détails minutieux du développement de chaque organe en particulier.

Cuvier [1], Dugès [2], delle Chiaje ont donné l'impulsion et ont tracé les premiers les grands traits du développement de ces Mollusques ; mais le premier travail important sur ce sujet est celui que M. van Beneden [3] publia en 1841 sur *l'embryogénie de la Sépiole*. Poussé sans doute par les observations de Monro, qui voyait dans la poche une vésicule biliaire, ce grand zoologiste crut découvrir des rapports étroits entre ces deux organes : « A côté du tube digestif, on découvre à travers la peau une masse allongée, arrondie, qui nous paraît être le foie, réuni à la vésicule du noir. Ils ont communication avec le canal digestif vers leur partie antérieure. *La vessie du noir paraît communiquer avec le foie.* »

En 1844 parurent les remarquables recherches de M. A. Kœlliker [4] sur le *développement des Céphalopodes*. Lorsqu'il arrive à la poche du noir, il s'exprime ainsi :

« Je n'ai pu voir comment se forme la poche du noir, car elle ne se montre à l'observateur qu'au moment où le liquide noir est sécrété

---

[1] Cuvier, *Annales du Muséum*, 1822, vol. I, p. 153.

[2] Dugès, *Annales des sciences naturelles*, 1837, t. VIII, p. 107.

[3] P.-J. van Beneden, *Recherches sur l'embryogénie des Sépioles (Nouv. Mém. Acad. roy. de Bruxelles*, vol. XIV, 1841).

[4] A. Kœlliker, *Entwicklungsgeschichte d. Cephalopoden*, Zürich, 1844.

dans son intérieur, ce qui ne se présente qu'à une période avancée du développement... Elle se présente alors sous la forme d'une vésicule allongée, piriforme, placée à droite et au-dessous du rectum. Le canal excréteur de la vésicule, lorsqu'il existait, ne contenait pas encore d'encre. »

Ce n'est qu'en 1867 que Metschnikoff[1] publia ses observations sur la Sépiole. Il signala le fait important que « le feuillet épithélial donne naissance à la poche à encre ».

La courte communication de E. R. Lankester[2] ne donne aucun renseignement sur le fait qui nous occupe.

Dans ses *Recherches embryologiques* publiées en 1873, Ussow[3] consacra un chapitre au développement des organes chez les Céphalopodes. Il décrit la poche comme provenant d'une invagination en cæcum qui « se partage près de l'entrée en deux tubes : l'un est le rudiment de la poche du noir, conduit fin, court, épaissi à son extrémité cæcale ; l'autre est le rudiment du rectum ; il est droit et fermé à son extrémité. La paroi de ces conduits est formée d'une couche de cellules cylindriques plus ou moins élevées, provenant du feuillet externe invaginé, doublée d'un ou deux rangs de cellules fusiformes du feuillet moyen. »

Depuis le mémoire d'Ussow qui compléta les données générales sur les phases successives du développement des Céphalopodes, les naturalistes ont commencé l'étude particulière de l'apparition et des modifications des organes : Grenacher[4] s'occupa plus particulièrement du pharynx, de l'œil et de l'oreille ; Fol[5] s'attacha au développement de l'œil chez la Sépiole ; enfin Ussow reprit l'étude de l'œuf et du développement des feuillets du blastoderme.

Mes recherches sur le développement de la poche du noir ont porté sur la *Sepia officinalis*, dont les œufs sont très abondants en septembre dans les herbiers de Roscoff et de Pempoul, et en avril, mai, sur les fonds de Collioure et de Banyuls.

[1] E. METSCHNIKOFF, *Le développement des Sépioles* (*Archives des sciences phys. et nat.*, vol. XXX. Genève, 1867).

[2] E. R. LANKESTER, *Observations on the Development of the Cephalopoda* (*Quart. J. of. Microsc. Science*, vol. XV, 1873).

[3] M. USSOW, *Zoologisch-embryologische Untersuchungen* (*Archiv für Naturgesch.*, t. XL, 1874).

[4] H. GRENACHER, *Zur Entwicklungsgeschichte d. Cephalopoden* (*Zeit. für wiss. Zool.*, vol. XXIV, 1874).

[5] FOL, *Note sur le développement des Céphalopodes et des Ptéropodes* (*Archives de zoologie expérimentale*, t. III, p. XXXIII, 1874).

Le développement du Céphalopode, comme l'avait indiqué Metschnikoff, peut se diviser en trois grandes périodes : 1. Formation du blastoderme. — 2. Apparition des organes. — 3. Développement des organes.

La première période ne doit pas nous occuper ici. Elle dure ordinairement dix jours, en sorte que le premier jour de la deuxième période est en réalité le onzième jour du développement pris dans son ensemble.

Au premier jour de la seconde période on voit se former l'ébauche du manteau : l'ovale des yeux se dessine, la place de la bouche apparaît, les lobes céphaliques commencent à s'accuser, mais on n'observe encore aucune indication de la formation de l'*anus* et de la *poche du noir*.

Au second jour, tandis que les bras se développent, que le manteau se creuse de la cavité destinée à la coquille, on observe sur la face ventrale des transformations importantes. Deux mamelons latéraux apparaissent et fixent la place de l'entonnoir, deux autres mamelons plus inférieurs sont les premiers rudiments des branchies. Enfin sur la ligne médiane se montre une petite élévation qui constitue le *mamelon anal*. Ce mamelon apparaît en même temps que les branchies ; il est situé exactement sur la ligne médiane de l'embryon, au point où passerait une ligne transversale unissant la base des mamelons branchiaux. Sur une coupe on reconnaît que ce mamelon se constitue aux dépens des cellules fusiformes du feuillet

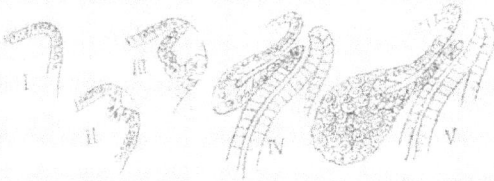

Fig. 9. — *États primitifs du développement de la poche ;* I, mamelon anal ; II, dépression anale ; III, son extrémité caudale se divise ; IV, rudiment de la poche du noir ; V, la masse glandulaire se constitue.

moyen. Le feuillet externe se moule sur cette saillie et complète cette première ébauche papillaire (fig. 9, I).

Au troisième jour se forment les otocystes, le pli cutané de l'ovale oculaire, le pharynx et les glandes salivaires. Le repli du sac s'étend, les bourgeons de l'entonnoir s'accentuent, les branchies s'allongent et se lobent et des modifications importantes se passent du côté du *mamelon anal*. On observe en effet au centre même du mamelon une petite cupule qui s'enfonce vers l'intérieur. Une coupe montre que le feuillet externe subit un commencement d'invagination et qu'au point même où se produit cette pénétration les cellules du feuillet moyen subissent un changement dans l'orientation de leur grand axe, de manière à constituer une série de lignes concentriques suivant exactement la courbe du feuillet externe : c'est la *dépression anale* (fig. 9, II).

Au quatrième jour apparaissent les organes internes : cœur artériel, cœurs branchiaux, aorte, grandes artères, veines et appendices, ganglions optiques, etc. La *dépression anale* s'est considérablement accentuée ; elle subit alors une transformation des plus intéressantes au point de vue particulier qui nous occupe, car elle aboutit à la formation du premier rudiment de la *poche du noir* (fig. 9, III). La dépression anale vient pour ainsi dire se buter contre un bourgeon mésodermique et, continuant à croître, elle se trouve arrêtée à son extrémité cæcale et se divise alors en deux dépressions, l'une supérieure, l'autre inférieure. Sur une coupe longitudinale, on saisit fort bien la formation de ces deux culs-de-sac : le supérieur est le premier rudiment de la *poche du noir*,

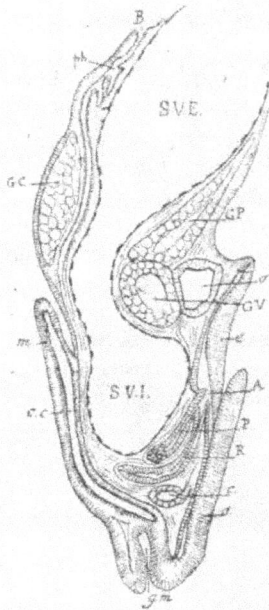

FIG. 10. — *Coupe longitudinale d'un embryon de Sepia officinalis* : SVE, sac vitellin externe ; SVI, sac vitellin interne ; B, bouche ; *ph*, pharynx ; A, anus ; P, invagination de la poche du noir ; R, invagination rectale ; *c*, cœur ; *m*, manteau ; *s*, sac respiratoire ; *e*, entonnoir ; *c, c*, cavité de la coquille ; *g m*, glande du manteau ; Gc, ganglion cérébroïde ; Gp, ganglion pédieux ; Gr, ganglion viscéral ; *o*, otocyste.

l'inférieur est le rudiment du *rectum*. La coupe montre la nature exodermique des cellules qui tapissent cette double invagination : ce sont des cellules cylindriques allongées, à noyau volumineux, constituant une couche-limite qui se continue avec l'épithélium qui couvre le corps de l'animal.

Dès lors, un double mouvement s'accentue dans la dépression

anale : le mamelon mésodermique s'allonge du côté de l'ouverture périphérique, formant ainsi une paroi commune aux deux invaginations latérales. En même temps les invaginations s'accentuent et s'enfoncent dans l'intérieur du mésoderme (fig. 9, IV, et fig. 10, P).

Celle qui répond au *rectum* gagne obliquement la partie inférieure du sac vitellin interne ; elle se prolonge en ce point pour constituer l'intestin et s'unit enfin à une invagination opposée ayant donné le pharynx, l'œsophage, l'estomac et l'estomac spiral avec ses deux diverticulums hépatiques ; ainsi se trouve complété le tube digestif du Céphalopode. En même temps, l'ouverture anale qui se trouvait à la hauteur des branchies s'élève, à mesure que les organes internes se développent dans la partie inférieure du corps et vient enfin occuper une place située sur la ligne médiane et à la base des deux lames de l'entonnoir.

Pendant que ces transformations que je viens d'esquisser à grands traits complètent le tube digestif, l'invagination qui répond à la *poche* poursuit son développement. Elle présente d'abord, comme le rectum, une direction transversale ; elle s'étend de l'ouverture anale au sac vitellin interne ; elle est tapissée par une seule couche des cellules épithéliales cylindriques du feuillet externe. Cette portion constituera la *vésicule du noir* ; c'est l'ébauche du réservoir. Bientôt les cellules qui se trouvent à l'extrémité cæcale se multiplient et forment en ce point un épaississement qui s'arrondit peu à peu : c'est le rudiment de la *glande du noir*. La poche présente dès lors ses deux parties constituantes : *vésicule* et *glande* (fig. 9, V).

La masse glandulaire se développe rapidement, s'enfonçant au milieu du mésoderme et ne conservant des rapports étroits avec le cul-de-sac invaginé que par le point qui a servi de base à la prolifération primitive. A ce moment, les couches mésodermiques qui se trouvent en rapport avec la masse glandulaire s'orientent et forment à son pourtour des assises périphériques. Celles-ci l'enveloppent complètement, sauf au point signalé précédemment, et assurent un lien étroit entre les deux épithéliums. Ces couches périphériques ne sont en réalité que le prolongement de celles que nous avons vu accompagner l'invagination dès son début, de sorte que vésicule et glande sont dès lors enveloppées dans une sorte de sac mésodermique formé de plusieurs assises emboîtées de cellules fusiformes.

La masse glandulaire se lobe en deux parties et une couche de cellules mésodermiques s'enfonce pour limiter ces deux lobes pri-

mitifs ; la même modification se produit sur le lobe inférieur ainsi séparé ; de cette façon des tractus mésodermiques divisent la masse de
la glande en étages superposés. On voit alors les cellules qui forment
le centre de l'étage séparé le premier subir une série de modifications
importantes ; elles se désunissent et ne tardent pas à se résoudre en un
liquide épais et granuleux. Cette transformation s'effectuant du centre
à la périphérie fait que chaque étage est bientôt revêtu par une seule

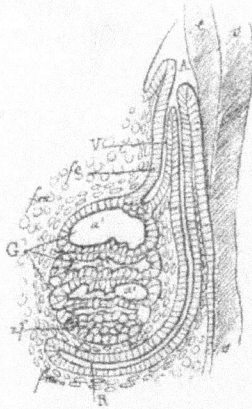

Fig. 11.] — *Coupe longitudinale de la poche à une phase plus avancée du développement.* A, anus ; V, invagination vésiculaire ; G, glande du noir ; R, rectum ; *a, a,* étages superposés de la glande ; *z f,* zone formatrice ; *fe,* feuillet externe invaginé ; *fm,* couches du feuillet moyen orientées concentriquement.

couche de cellules épithéliales. Le second lobe subit des modifications ana-
logues, et de proche en proche la glande,
qui était une masse pleine, se creuse
ainsi de cavités superposées. Les prolongements mésodermiques sont loin
de présenter l'aspect de diaphragmes
complets ; ce sont plutôt des tractus qui
s'entre-croisent, laissant entre les étages
superposés des communications multiples (fig. 11).

Cependant la masse épithéliale conserve son activité en deux points : au
contact de l'invagination vésiculaire et
dans la partie exactement opposée. En
ce dernier point les cellules présentent
une grande activité et par prolifération
constituent sans cesse une nouvelle
masse qui subit étage par étage la modification signalée, mais se renouvelle

sans cesse par sa partie la plus inférieure.

Lorsque les cavités glandulaires se sont ainsi constituées, les cellules qui les tapissent présentent tous les caractères que j'ai indiqués
pour les cellules de la *zone formatrice* de la glande adulte ; elles vont
dès lors passer par les phases successives de la pigmentation et
bientôt les cavités seront, d'après leur âge de formation, tapissées par
des cellules plus ou moins chargées de granulations.

Ainsi sont constituées les deux zones de la glande : l'une *formatrice* inférieure, l'autre *périphérique* avec ses *trabécules* et ses *aréoles*
(pl. 1, fig. 2, *zf* et *zp*).

Pendant que la glande passe par ces divers états successifs, l'invagination vésiculaire subit peu de changements ; sa longueur s'est

fort peu accrue et la glande se trouve encore très proche de l'orifice
anal ; elle se présente comme une masse noirâtre située en arrière
du rectum et qui tranche avec la transparence de l'invagination elle-
même.

A ce moment, les cellules qui terminent le cul-de-sac se résor-
bent et les éléments correspondants qui limitaient la première aréole

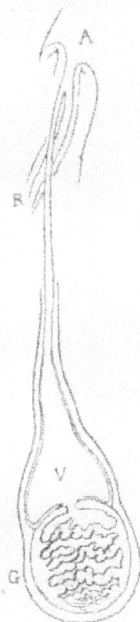

Fig. 12. — A, anus ; R, rectum ;
V, vésicule ; G, glande.

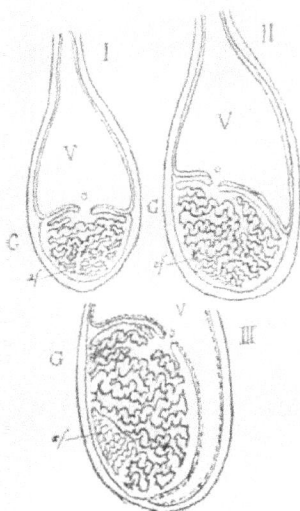

Fig. 13. — Série successive des modifications
qui se passent dans les rapports de la glande G,
de la vésicule V, de l'orifice o et de la zone formatrice : f.

disparaissent à leur tour. La communication est ainsi établie entre
la glande et le réservoir : l'*orifice de la glande* existe. Les premières
portions d'encre formées passent dans la vésicule, qu'elles colorent en
noir, surtout dans sa partie inférieure.

La vésicule commence aussitôt à s'accroître ; elle s'allonge rapidement pour suivre l'ouverture anale que le développement de la paroi antérieure du corps élève rapidement. En même temps elle se di-

late surtout au contact de la glande arrondie. A ce moment l'axe de la glande et l'axe de la vésicule se confondent (fig. 12).

La poche à encre est dès lors constituée et les modifications qui suivent sont tout à fait secondaires.

Du côté de la glande, la zone formatrice, au lieu de continuer à se développer selon l'axe, se recourbe en arrière et constitue la pyramide à base inférieure qui se rencontre chez l'adulte.

Quant à la vésicule, sa paroi antérieure se développe beaucoup plus rapidement que la postérieure, de sorte qu'elle vient constituer au-devant de la glande un diverticulum profond du réservoir. La glande accuse sa saillie dans la vésicule ; l'épithélium s'aplatit et devient pavimenteux. Les quelques figures au trait permettront mieux qu'une longue description de bien saisir la manière dont l'axe de la glande se recourbe et dont la paroi vésiculaire vient envelopper la glande (fig. 13, I, II, III).

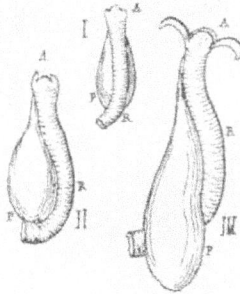

Fig. 14. — *Rapports de position du rectum et de la poche du noir dans le cours du développement.* A, anus ; P, poche du noir ; R, rectum.

L'ouverture anale formée au centre du mamelon est d'abord terminée par un bourrelet circulaire, mais avec le développement de la poche on voit se former quatre mamelons terminaux. Deux sont antérieur et postérieur ; ils prennent la forme de deux lèvres arrondies qui deviennent de plus en plus saillantes ; deux sont latéraux ; ils s'allongent en deux languettes d'abord cylindriques et aiguës, qui insensiblement s'aplatissent et prennent une forme losangique irrégulière (fig. 14, I, II, III, A).

En même temps, les couches mésodermiques se différencient en tuniques conjonctive, argentée et musculaire. Les sphincters terminaux se forment, limitant l'ampoule terminale ; les culs-de-sac glandulaires se montrent en ce point. La nodosité antérieure de la vésicule se constitue. La paroi de la poche peut dès lors entrer en action, et si à cette époque on excite l'embryon contenu dans l'enveloppe de l'œuf, on le voit rejeter une faible quantité d'encre qui remplit l'entonnoir et lui donne ainsi la teinte caractéristique.

Une dernière série de modifications nous reste à signaler, ce sont celles qui surviennent dans les rapports de la poche et du rectum.

Tant que la vésicule est peu développée, elle est située à droite et en arrière du rectum ; mais à mesure qu'elle s'allonge, elle subit un léger mouvement en avant, qui l'amène à passer au-devant du rectum et à devenir plus superficielle que ce dernier (fig. 14).

Telle est la série de phases successives par lesquelles passe la poche du noir, depuis l'apparition de l'invagination qui lui donne naissance jusqu'à son complet développement.

CONSIDÉRATIONS GÉNÉRALES.

Les recherches embryologiques qui ont fait l'objet du chapitre précédent, nous amènent à cette conclusion que la poche à encre est formée par une invagination épidermique qui se différencie pendant le développement en deux portions : la glande et la vésicule.

L'invagination épidermique est contenue dans une sorte de sac mésodermique qui complète la poche et constitue les tuniques qui enveloppent l'épithélium. Ces tuniques nous ont présenté chez l'adulte la succession suivante, en marchant de l'épithélium interne vers la périphérie de l'organe :

Tunique interne : Épithélium ; couche conjonctive.

Tunique moyenne : Couche argentée ; couche musculaire.

Tunique externe : Couche conjonctive.

Si l'on se reporte aux descriptions données de la peau des Céphalopodes, et en particulier à celle que Foll a faite avec une exactitude remarquable, on est frappé de trouver une disposition complètement identique dans les couches qui forment l'enveloppe tégumentaire : C'est l'épithélium dont les cellules sont disposées sur un seul rang et limitées en dehors par une cuticule épaisse. C'est une couche conjonctive qui contient les petits appareils pigmentés connus sous le nom de *chromatophores* ; c'est au-dessous la couche argentée ou couche des paillettes ; ce sont au-dessous les faisceaux musculaires entre-croisés du derme, et enfin une couche conjonctive déliée qui permet les mouvements de translation du tégument sur les couches plus profondes.

On ne trouve qu'une seule différence notable à présenter, c'est l'absence de chromatophores dans la couche conjonctive sous-épithéliale qui enveloppe la poche. Mais il est facile d'observer entre la disposition type de la peau et celle que j'indique dans la poche tous les passages qui permettent de conclure que, malgré l'absence des

appareils pigmentés, les deux couches conjonctives sont exactement
les mêmes. En effet, si, au lieu de s'adresser au tégument du manteau ou du sac, on étudie celui qui limite la masse viscérale du Céphalopode, on voit les chromatophores se réduire considérablement.
Ainsi chez le Poulpe, si l'on ouvre le manteau à la partie postérieure,
on tombe sur le tégument du corps, qui tranche par sa teinte laiteuse
sur la couleur brune du manteau. Cependant on reconnaît dans ce
tissu pâle des sortes d'îlots formés de petites masses pigmentées que
l'examen microscopique montre identiques aux chromatophores périphériques. Sur la face antérieure du corps enfin ces derniers vestiges
des chromatophores ont disparu, les diverses couches du tégument
se sont fort réduites et se continuent insensiblement dans les tuniques mêmes de la poche.

Cet examen de l'adulte montre donc que l'épithélium de la poche
est la continuation de l'épithélium de la peau et que la paroi de la
poche n'est autre qu'un repli cutané chargé de protéger l'organe.

Les rapports anatomiques viennent donc confirmer les données
fournies par le développement et faire considérer la poche comme
étant une véritable glande cutanée dont l'orifice se confond avec
l'ouverture anale.

Par ses remarquables recherches sur la Pourpre, M. H. de Lacaze-
Duthiers [1] fut amené à la découverte d'une glande tout à fait particulière à certains Gastéropodes. « Les Gastéropodes nus ne paraissent
pas la posséder, de même que beaucoup des Pectinibranches de
Cuvier. » Cette glande, qu'il a nommée *glande anale*, « est logée sur le
côté du rectum, qu'elle accompagne jusqu'à l'anus, où elle s'ouvre
par un pore très petit. »... « Un long canal central, parallèle à la direction du rectum, paraît au milieu d'arborisations latérales. »...
« L'anus n'est pas régulièrement circulaire, mais en avant, et contre
le manteau, il semble se prolonger en une petite pointe ou papille.
C'est vers le sommet de cette papille que l'on trouve un petit pore
par où s'échappent les produits de la sécrétion. »... « La glande paraît formée de canaux ramifiés et terminés en fin de compte par
des culs-de-sac. »... « Ces culs-de-sac sont formés d'une membrane
mince » que tapisse « le parenchyme cellulaire véritablement glandulaire. Cette partie est composée de cellules remplies de granulations

---

[1] H. DE LACAZE-DUTHIERS, *Mémoire sur la Pourpre* (Ann. des sc. nat., 4ᵉ série,
t. XII, 1859).

fines auxquelles est due leur couleur : ces granulations se trouvent
souvent en grand nombre, libres dans la cavité du cul-de-sac, et
constituent la sécrétion de la glande. »... « Le parenchyme ou tissu
sécréteur paraît former une couche fort peu épaisse ; une ou deux
rangées de cellules semblent mesurer cette épaisseur dans le plus
grand nombre des cas. »

Ainsi donc, il existe chez certains Gastéropodes une glande présidant à une sécrétion pigmentaire, qui présente avec le rectum les
rapports les plus étroits, s'ouvrant dans l'ouverture anale et s'appliquant contre la terminaison du tube digestif.

Mais il est un rapport tout à fait particulier à cette glande, c'est
celui qu'elle présente avec une autre glande fort différente d'aspect,
de forme, de structure selon les Gastéropodes, et qui a fait l'objet
d'une étude détaillée de M. H. de Lacaze-Duthiers chez les Purpura
et Murex, où elle mérite le nom de *glande purpurigène*.

Cette glande purpurigène est « une bandelette de teinte blanchâtre
placée à la face inférieure du manteau, entre l'intestin et la branchie ».
Cette bandelette est formée de grandes cellules qui « s'échappent et
deviennent libres ; presque toujours baignées par un liquide, elles
s'endosmosent et crèvent ; alors leur contenu granuleux se mélange
au mucus et aux autres cellules non déchirées ».

Les observations multipliées de M. H. de Lacaze-Duthiers l'ont
amené à reconnaître que « chez la plupart, si ce n'est tous les Gastéropodes, une même chose existait ». Mais la glande peut prendre les
aspects divers, présenter une structure fort différente[1], donner enfin
comme sécrétion des matières visqueuses jouissant de propriétés
essentiellement distinctes.

Sans insister sur ces modifications nombreuses, je veux seulement faire connaître ici le rapport des plus intéressants qu'affectent
les vaisseaux avec la glande qui nous occupe. J'emprunte à M. de Lacaze-Duthiers les traits essentiels de sa description : « Le sang qui
revient du corps rénal par un ou plusieurs troncs se dirige vers la

[1] Cuvier avait décrit cet organe chez le *Buccinum undatum* (Mém., fig. 5, *f*) et
chez le Colimaçon (pl. 1, fig. 2, *h*). Eisenhardt le signala chez les Murex (Meckel,
Deutsch. Archiv, VIII, p. 21, pl. 2, *mm*). Quoy et Gaimard l'observèrent dans les
Terebra, Turbo, Voluta, Cyprea, Harpa, Dolium, Cassis, Tritonium (*Voyage de
l'Astrolabe, Zoologie*, 1832), et Carus chez les Magilus (*Museum Senckenbergii*, II, pl. 12,
f, 8, *h*). M. H. de Lacaze-Duthiers l'a décrit chez les Aplysia depilans, fasciata et
punctata, Turbo littoralis, Trochus cinereus, Bulla lignaria, Cassidaria echinophora,
Purpura lapillus, Murex erinaceus et brandaris, Haliotis tuberculata et lamellosa etc.

branchie. Une veine assez volumineuse monte dans l'épaisseur du manteau parallèlement à la branchie et à l'intestin et porte le sang dans le réseau qui le distribue à l'organe de la respiration ; elle reçoit aussi le sang des parties voisines du rectum et de la partie ou marge antérieure du manteau. C'est dans cet espace limité à gauche par la branchie, à droite par le rectum, et qui présente ce réseau sanguin fort riche, que se développe la matière purpurigène... Les injections poussées par une simple piqûre du bord libre du manteau remplissent ce réseau, en sorte que le sang qui sert à la sécrétion purpurigène est à la fois simplement veineux, et veineux après avoir été épuré dans le corps rénal ou dépurateur. »

Cette vascularisation si spéciale de la glande purpurigène chez les Gastéropodes m'a conduit à rechercher s'il n'existerait pas chez les Céphalopodes un organe présentant de semblables rapports avec la circulation. Des injections poussées par le vaisseau afférent de la branchie, c'est-à-dire par le prolongement de la veine cave sortant des corps fongiformes qui représentent le corps de Bojanus, amenèrent, outre l'injection des artérioles branchiales, l'injection de rameaux qui se portent en direction opposée et plongent dans la masse blanchâtre qui accompagne le bord adhérent de la branchie. Si, d'autre part, on injecte une des veines du manteau, celle qui passe en arrière du ganglion stellatum par exemple, on voit la même masse se couvrir de capillaires. La dissection montre alors qu'un vaisseau parcourt le bord opposé à la branchie et reçoit une série de veinules qui plongent dans le tissu en se dirigeant du côté de la branchie. L'injection simultanée de ces deux sources sanguines opposées montre que le tissu de cette masse a pour base une série de branches qui aboutissent, les unes au vaisseau afférent de la branchie, les autres à la veine qui se réunit aux veines du manteau pour se diriger vers la veine cave correspondante. Les rameaux se divisent en capillaires extrêmement ténus, qui forment ainsi un vaste champ vasculaire. Cette disposition me permet de dire, comme M. de Lacaze-Duthiers l'avait indiqué pour la glande purpurigène, que le sang qui alimente cette masse est veineux, et veineux après avoir été épuré par l'organe urinaire.

La circulation si spéciale qui se présente sur ce point particulier m'a conduit immédiatement à une assimilation que du reste les rapports généraux de l'ensemble des parties semblent autoriser à établir d'une manière certaine. En effet, la région où se trouvent la poche du noir et la glande branchiale présente une topographie analogue à celle que l'on trouve au même point chez les Gastéropodes. De chaque côté, cette région est limitée en dedans par le rectum, en dehors par la branchie. La poche du noir est accolée au rectum et s'ouvre dans l'anus en un point plus ou moins élevé sur une papille terminale, présentant ainsi des rapports identiques à ceux indiqués pour la glande anale. C'est entre le rectum et la branchie que se trouve la glande branchiale dont la distribution vasculaire vient d'être étudiée en détail.

La conclusion que nous tirons de ces rapports de l'homologie de la glande anale des Gastéropodes et de la poche du noir des Céphalopodes est rendue encore plus évidente par les connexions nerveuses de ces organes. Chez les Gastéropodes, c'est sous la dépendance des filets émanés du centre asymétrique que se trouvent le manteau, la branchie et les glandes qui nous occupent ; chez les Céphalopodes, ces mêmes filets proviennent du ganglion viscéral ou inférieur, ganglion qui, par ses connexions, ses rapports, la distribution des filets qu'il émet, répond exactement au centre asymétrique des Gastéropodes.

Si nous résumons les caractères principaux que nous avons observés dans la poche du noir des Céphalopodes dibranchiaux, nous pouvons terminer ce travail par quelques considérations sur les différences essentielles qui séparent les Octopodes des Décapodes à ce point de vue particulier.

La connaissance du développement de l'organe nous permet d'établir une comparaison assez juste : il semble que chez les Octopodes il y ait eu un arrêt dans la marche des modifications que subit l'organe : la glande s'est creusée de vacuoles et a pris le type qui la caractérise, mais le réservoir n'a pas subi l'allongement et l'augmentation de calibre. De cette façon la poche a conservé ses rapports étroits avec l'orifice anal et présente une adhérence presque complète de la vésicule et de la glande.

Les recherches sur l'anatomie et l'histologie de l'organe nous ont permis de saisir les liens les plus étroits entre les différents Décapodes étudiés et nous pouvons les opposer ensemble aux Octopodes. Ces derniers représentent donc un état bien inférieur dans la différenciation de l'organe et forment ainsi un premier pas vers les Céphalopodes tétrabranches qui ne présentent pas de poche du noir, et, d'autre part, vers les Gastéropodes munis d'une glande beaucoup plus simple, qui eux-mêmes forment le passage aux Gastéropodes qui en sont dépourvus.

EXPLICATION DES PLANCHES.

PLANCHE I.

Fig. 1. Poche du noir de *Sepia officinalis* ouverte sur sa ligne médiane antérieure. On voit en V la paroi qui limite la vésicule et donne insertion à
la glande hémisphérique G. En *o*, l'orifice qui fait communiquer la
glande et le réservoir; *rv*, ramifications blanchâtres qui sillonnent la
membrane limite de la glande.

2. Coupe longitudinale de la glande permettant de saisir les rapports des trabécules *t*, et des aréoles *a*, et leurs modifications en grandeur et en direction, depuis l'orifice *o* jusqu'au sommet de la pyramide de la zone
formatrice *zf*.

3. Préparation décrite dans la figure 1, mais observée chez *Loligo vulgaris*;
mêmes lettres.

4. Coupe longitudinale de la poche de *Loligo*. V, vésicule du noir; G, glande
du noir; *zf*, zone formatrice; *zp*, zone périphérique; *o*, l'orifice de la
glande.

5 et 6. La terminaison de la poche dans le rectum chez *Loligo*; *m*, papille saillante; *n*, orifice de la poche; *ll*, lèvres qui limitent l'ouverture anale
en avant et en arrière; *bb*, languettes latérales; P, poche du noir;
R, rectum.

7. Disposition des parties constituantes de la poche chez *Octopus vulgaris*.

8. Coupe longitudinale de la poche chez le même animal.

9. Orifice anal et terminaison de la poche chez le même.

10. Zone formatrice de la glande du Poulpe observée à un grossissement plus
considérable pour montrer le passage insensible de cette zone à la zone
périphérique.

11. Orifice anal et terminaison de la poche chez *Sepia officinalis*.

12. Partie inférieure de la glande du noir grossie chez *Loligo vulgaris*. *zf*,
zone formatrice parsemée d'aréoles.

PLANCHE II.

Fig. 1. Injection des vaisseaux artériels de la poche du noir de *Sepia officinalis*.
Face antérieure. *a*, aorte antérieure; *b*, artère de la glande passant en
arrière de la vésicule; *c*, aorte antérieure poursuivant son trajet pour
donner ses branches terminales *v, v, v, v*; *d*, artère de la paroi; *fd*, ses
rameaux descendants; *fn*, celui destiné à la nodosité antérieure; *fa*, ses
rameaux ascendants; *lt*, rameaux transverses.

2. Même préparation, face postérieure. *b*, artère de la glande; *fg*, rameaux
glandulaires; *fs*, rameaux superficiels; *r*, rameau intestinal.

3. Injection veineuse. *a*, face antérieure; *b*, veines superficielles de la paroi;
fv, rameaux vésiculaires; *fc*, rameaux du canal.

4. Injection veineuse. Face postérieure. *a*, veine de la glande; *fg*, rameaux
glandulaires; *fs*, rameaux superficiels.

5. Injection artérielle de la poche de *Loligo vulgaris*. *a*, artère de la glande
traversant l'organe en ligne droite.

6. La glande observée après ouverture de la vésicule. Injection artérielle chez *Sepia officinalis*. *o*, orifice ; *f*, ramifications vasculaires périphériques ; *e*, étoiles artérielles sur la membrane limite.

PLANCHE III.

Fig. 1. Même préparation que dans la figure 6 de la planche II. Injection veineuse. Distribution des ramifications veineuses à la surface de la glande, *fg*, et de la vésicule, *fv*.

2. Injection artérielle chez *Octopus vulgaris*. Couche superficielle. *c*, artère de la vésicule.

3. Même préparation. Couche profonde. A, anus ; R, rectum ; F, foie ; *ch*, canaux hépatiques ; P, pancréas ; V, vésicule du noir ; G, glande du noir ; *a*, artère de la glande ; *fp*, ses branches pancréatiques ; *fg*, ses branches glandulaires ; *f*, artère cutanée constituant avec l'artère de la glande les terminaisons de l'aorte antérieure ; elle donne l'artère de la vésicule *c*.

4. Terminaison de l'artère de la glande près de l'orifice *o* ; *r*, ses ramifications divergentes.

5. Injection veineuse chez *Octopus*. La veine *a* s'enfonce dans le pancréas, gagne la partie inférieure de la poche et reçoit trois ordres de rameaux : rameaux glandulaires, *rg* ; rameaux pancréatiques, *rp* ; rameaux hépatiques, *rh*.

6. Portion du trabécule injecté (ocul. 1, objectif 5, Nachet). *aa*, artérioles ; *vv*, veines ; *ra*, *rv*, ramifications artérielles et veineuses.

7. Coupe demi-schématique de la glande du noir injectée pour montrer la distribution artérielle et veineuse. *vv*, troncs veineux superficiels formant un cercle veineux périphérique ; *aa*, troncs artériels centraux ; *rr*, ramifications artérielles et veineuses se distribuant dans les trabécules ; V, vésicule ; G, glande ; *m*, membrane limite ou capsule de la glande ; *p*, paroi commune.

PLANCHE IV.

Fig. 1. Zone formatrice de la glande de *Loligo vulgaris* (ocul. 1, obj. 2, Nachet). *b*, centre épithélial formateur ; *a*, aréoles ; *t*, trabécules primitifs ; *tn*, trabécules périphériques.

2. Une portion du trabécule grossi (ocul. 1, obj. 5), montrant la disposition des cellules épithéliales *ce*. *b*, stroma conjonctif.

3. Les cellules du même trabécule plus fortement grossies (ocul. 1, obj. 7).

4. Portion des trabécules formant le passage entre la zone formatrice et la zone périphérique chez *Sepia officinalis* (ocul. 1, obj. 2), *a*, épithélium ; *b*, travée conjonctive.

5. Les cellules qui tapissent le trabécule précédent (ocul. 1, obj. 7).

6. Un trabécule de la zone périphérique observé à l'état frais chez *Sepia officinalis* ; on distingue deux sortes de cellules, les unes petites, arrondies, *a*, *a* ; les autres volumineuses, saillantes, *b*, *b* (ocul. 1, obj. 5).

7. Le même trabécule vu sur une coupe (ocul. 1, obj. 2).

8. Les cellules qui tapissent ce trabécule observées sur une coupe longitudinale (ocul. 1, obj. 7). *a*, cellules arrondies pigmentées ; *b*, cellules surmontées par une masse pigmentée.

9. Les vaisseaux dans le trabécule. a, artériole ; v, veinule ; c, réseau intermédiaire (ocul. 1, obj. 5).

10. La série des modifications que présente la cellule sécrétante dans les
diverses parties de la glande. a, b, zone formatrice ; c, c, zone intermédiaire ; d, e, zone périphérique ; f, noyau entouré de granulations pigmentaires, observé dans la sécrétion (ocul. 3, obj. 7, imm.).

PLANCHE V.

Fig. 1. Coupe transversale de la paroi de la poche (ocul. 1, obj. 3, Nachet) montrant ses couches successives : 1° tunique interne : a, épithélium pavimenteux ; b, couche conjonctive. 2° tunique moyenne : c, couche argentée ; d, couche musculaire longitudinale ; e, couche musculaire
transversale. 3° tunique externe : f, couche conjonctive ; v, v, vaisseaux
(*Sepia officinalis*).

2. a, fibres musculaires lisses de la paroi ; b, épithélium pavimenteux pigmenté qui tapisse la face interne de la vésicule ; c, cellules de la couche
argentée (iridocystes) de *Sepiola Rondeletii* ; d, les mêmes chez *Loligo* ;
e, f, g, les mêmes chez *Sepia* et *Octopus* (ocul. 3, obj. 7, imm.).

3. Coupe transversale au niveau de la glande terminale (ocul. 1, obj. 2).
R, rectum ; C, canal du noir ; $g.g$, coupe des tubes glandulaires ; s,
sphincter externe (*Sepia officinalis*).

4. Coupe des tubes glandulaires grossie pour montrer l'épithélium cylindrique ec, qui les tapisse (ocul. 1, obj. 5).

5. Coupe d'une des masses latérales de *Sepiola Rondeletii*, montrant la
glande g, la membrane argentée ma, qui la contient, et le réservoir r,
limité par la membrane mp. La poche, P, envoie deux prolongements en
avant, pa, et en arrière, pp, de la glande.

6. Coupe de la glande (ocul. 1, obj. 5), montrant les trabécules conjonctifs et les deux sortes de cellules glandulaires : ec, cellules cylindriques ;
cc, cellules caliciformes.

7. Les cellules glandulaires à un fort grossissement (ocul. 3, obj. 7, imm.)
a,a, cellules cylindriques ; b,b, cellules caliciformes.

SECONDE THÈSE

PROPOSITIONS DONNÉES PAR LA FACULTÉ

BOTANIQUE. — Conjugation chez les Cryptogames.

GÉOLOGIE. — Du terrain jurassique de la Franche-Comté comparé à celui de la vallée du Rhône, de Lyon à Valence.

Vu et approuvé :

Paris, le 12 novembre 1881.

LE DOYEN DE LA FACULTÉ DES SCIENCES,

MILNE-EDWARDS.

Vu et permis d'imprimer :

Paris, le 12 novembre 1881

LE VICE-RECTEUR DE L'ACADÉMIE DE PARIS,

GRÉARD.

PARIS. — TYPOGRAPHIE A. H. SNUYER, RUE DARCET, 7.

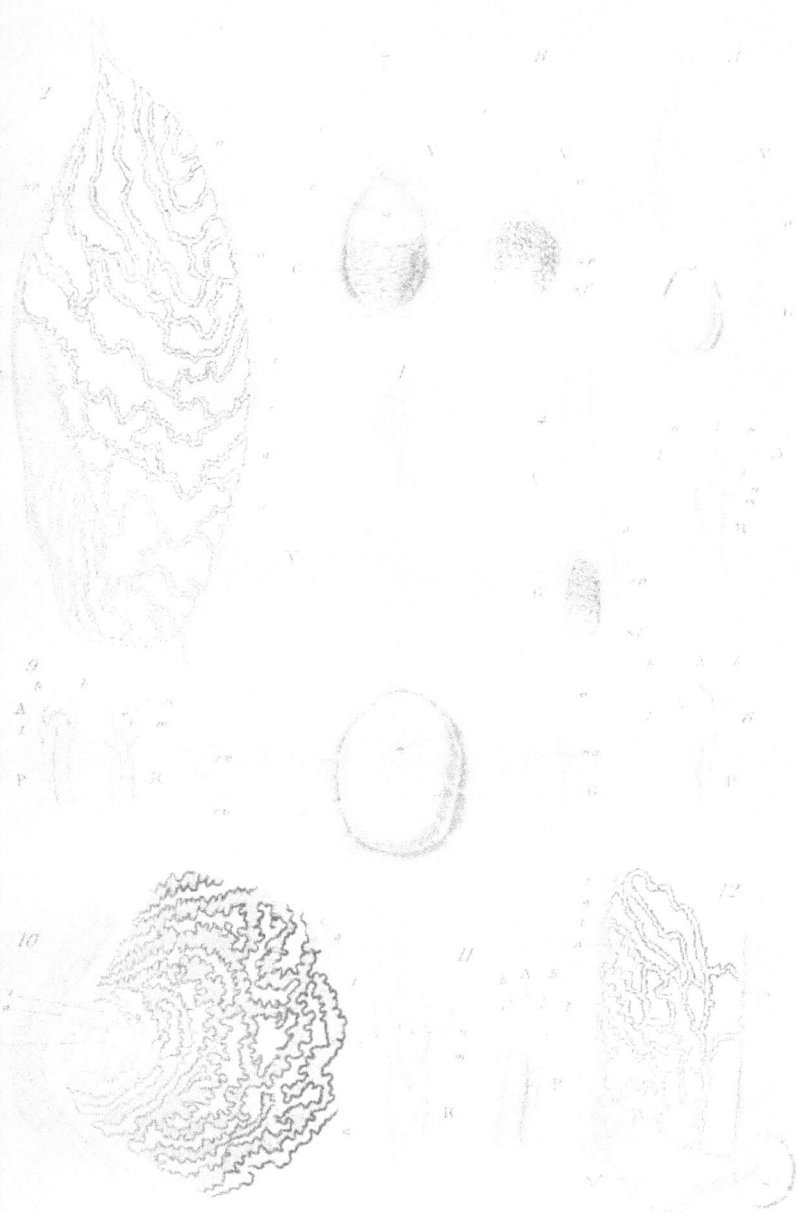

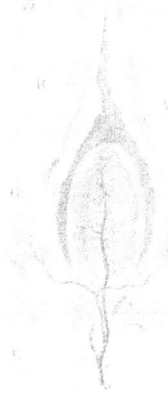

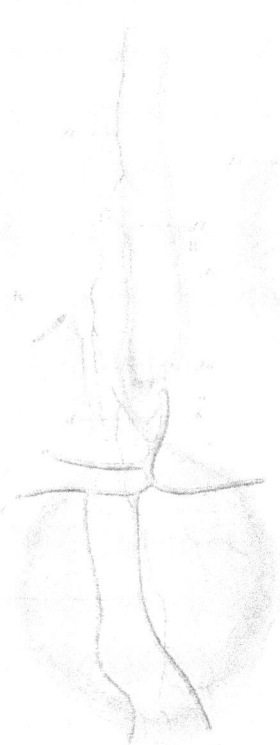

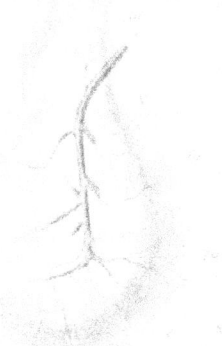

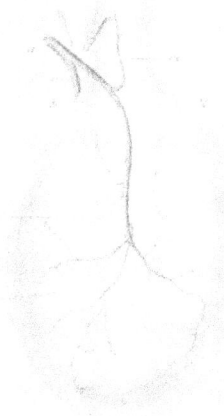

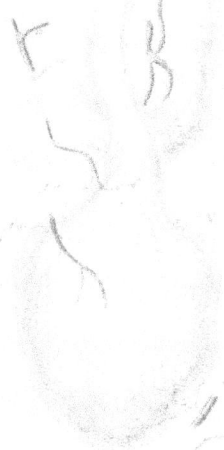

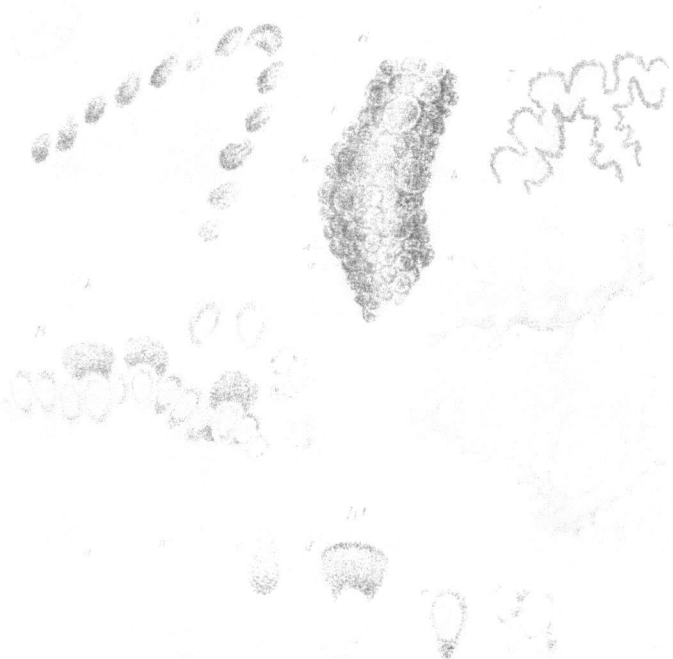

www.ingramcontent.com/pod-product-compliance
Lightning Source LLC
Chambersburg PA
CBHW071221200326
41519CB00018B/5630